The Science of Nutrition

营养的科学

[英]里安农·兰伯特◎著　　王丹丹◎译

青岛出版集团 | 青岛出版社

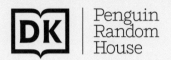

Original Title: The Science of Nutrition: Debunk the Diet Myths and Learn How to Eat Well for Health and Happiness
Text copyright © Rhitrition Limited, 2021
Copyright © Dorling Kindersley Limited, 2021
A Penguin Random House Company

山东省版权局著作权合同登记号：图字15-2022-69

图书在版编目（CIP）数据

营养的科学 / (英) 里安农·兰伯特著；王丹丹译. —
青岛 : 青岛出版社, 2023.1
    ISBN 978-7-5736-0303-6

    Ⅰ.①营… Ⅱ.①里…②王… Ⅲ.①营养学 – 通俗
读物 Ⅳ.①R151-49

    中国版本图书馆CIP数据核字（2022）第097895号

书　　名	YINGYANG DE KEXUE **营养的科学**	
著　　者	［英］里安农·兰伯特	
译　　者	王丹丹	
出版发行	青岛出版社	
社　　址	青岛市崂山区海尔路182号（266061）	
本社网址	http://www.qdpub.com	
邮购电话	0532-68068091	
策　　划	周鸿媛　王　宁	
责任编辑	曲　静	
特约编辑	宋　迪	
封面设计	尚世视觉	
制　　版	青岛乐道视觉创意设计有限公司	
印　　刷	北京顶佳世纪印刷有限公司	
出版日期	2023年1月第1版　2025年4月第6次印刷	
开　　本	16开（787毫米×1092毫米）	
印　　张	14	
字　　数	300千	
书　　号	ISBN 978-7-5736-0303-6	
定　　价	98.00元	

编校印装质量、盗版监督服务电话　4006532017　0532-68068050

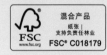

www.dk.com

前言

入学罗汉普顿大学攻读营养学的决定改变了我的人生。在研究营养学的过程中，我逐渐体会到，我们与食物的关系是多么容易出问题，压力又是如何迫使我们用食物来自我安慰的——这种自我安慰与享受美味、健康饮食有着天壤之别。

十七岁的我还是一名踌躇满志的女高音歌手，获得了英国古典音乐电台年度最佳青年音乐家的称号，是万众瞩目的焦点。我曾就读于皇家音乐学院，登上过皇家阿尔伯特音乐厅和巴黎时装周的舞台，那时的生活似乎妙不可言。

然而，做歌手的四年间，我饱受压力折磨，还常用网红美食来给自己打气。回顾自己的职业生涯时，我有了这样的想法：我不想再这样下去了。虽然很少有人彻底转行，但转行学营养学是我所做过的最好的决定之一。

历经四年艰苦却又激动人心的岁月之后，我拿到了营养学的学士和硕士学位，成了一名初出茅庐的营养师，开启了新的生活。2016年，我在哈雷街开了一家私人诊所——莱养（Rhitrition）。我和我的专家团队为个人和领导品牌服务，帮助个人和企业员工获得健康和幸福感。我们的理念很简单：赋予每个人在喜爱的美食与热爱的生活中拥抱健康的权利。我们的身体与我们的个性一样独特，所以我们每个人都应该努力寻找适合自己的饮食方式。

正是因为有了开诊所的经历，我才了解到伪科学传播甚广。伪科学无处不在，从超市里的标签，到社交平台上弹出的广告，甚至杂志上都有它的身影：用专业术语大胆陈述，给人一种它们得到了实验室研究证实的假象。在这本《营养的科学》中，我会反其道而行之，用冷酷的事实循循善诱，让你用前所未有的方式看待饮食。

本书涵盖了各种与营养相关的话题——从肠道细菌到体重管理、心脏健康、免疫功能，再到素食和间歇性禁食（以及其他相关话题）——用信息丰富的图表给出清晰的解释，通俗易懂。我想，本书在揭开流行的饮食神话和饮食真相后，能让你在该吃什么、何时吃、怎么吃的问题上做出最适合自己的明智决策，吃出健康和幸福感。

注：本书中给出的食物营养素含量、营养素需求量、营养素参考摄入量等数据均以英国相关标准为依据，中国居民可参阅最新版的《中国居民膳食指南》。

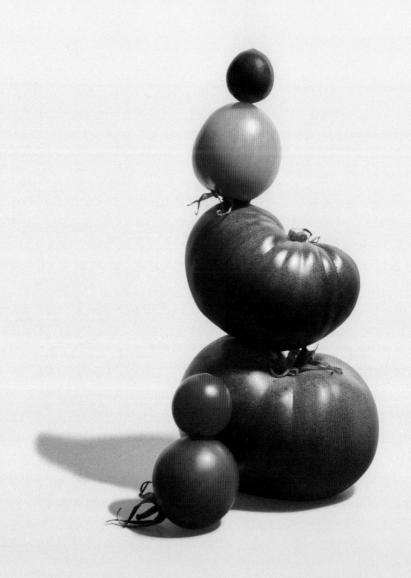

目录

营养如何影响孩子的发育？　　169

饮食有助于精神健康吗？　　193

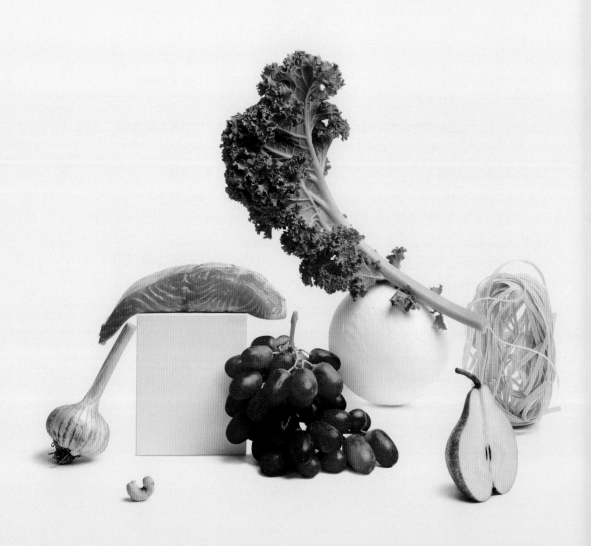

何为营养？

当我们谈论营养时，我们在谈论什么？

营养除了指养分，还表示身体吸收、利用健康和成长所需的营养素的过程。从本质上讲，营养是通过摄取食物对身体进行滋养。

———————

营养丰富的饮食能够让你尽享健康带来的幸福感。想要身体健康并保持良好的状态，获取充足的营养至关重要。

身体的营养主要来自宏量营养素，它们是饮食的主要组成部分，但微量营养素的重要性也不容小觑。均衡饮食囊括了这两大类营养素。

宏量营养素

宏量营养素分为三类：碳水化合物（见第4～5页）、蛋白质（见第6～7页）和脂肪（见第8～9页）。这三类宏量营养素能为身体的正常运转提供能量。

许多不受我们意识控制的生命活动（比如呼吸、消化、体温调节和细胞修复）会消耗能量。当然，运动也需要能量。许多重要的身体机能都需要大量的宏量营养素来维持。

微量营养素

我们对微量营养素——主要是维生素和矿物质——的需求量要比宏量营养素少得多，但它们于身体机能而言同样是必不可少的。儿童的健康成长和发育也离不开微量营养素。由于人体对微量营养素的需求量相对较低，人们很容易忽视微量营养素的重要性，在饮食中也更倾向于摄入更多的宏量营养素。但是，缺乏微量营养素的后果很严重。世界卫生组织声明，一些常见的营养缺乏病是由微量营养素缺乏引起的，比如缺铁性贫血（缺铁）、佝偻病和骨软化症（缺维生素D）。任何微量营养素的缺乏都会对身体健康产生不利影响。

我们可以从植物性食物中获取大部分的维生素和矿物质。植物性食物色彩丰富，它们的颜色通常与其所含的营养素有关。例如：橙色食物通常富含β-胡萝卜素（维生素A原），紫色食物通常富含抗氧化物质，绿色食物通常富含维生素K和铁，红色食物通常富含维生素C。所以，色彩缤纷的食物可以提供多种多样的营养素。

每种微量营养素的每日需求量因人而异。如果日常饮食健康、均衡，植物性食物和动物性食物皆有，我们就有可能摄入身体所需的全部微量营养素，不需要额外补充。对于那些不吃动物性食物的人来说，精心搭配的饮食加上有针对性的营养补充剂也可以提供身体所需的基本营养素。（见第120～123页）不过，如果想通过改善饮食达到最佳营养效果，还需要咨询临床营养师。

各不相同的营养需求

没有放之四海而皆准的营养准则。

各种宏量营养素和微量营养素的最佳摄入量取决于许多因素。年龄、性别、遗传因素、新陈代谢水平、活动水平以及个人喜好等都会影响身体对各类营养素的需求。要学着倾听身体的需求，留意自己对饮食的感觉。如有疑虑，请咨询临床营养师。

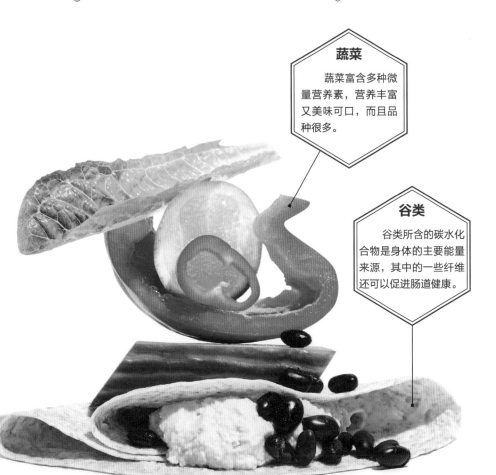

蔬菜

蔬菜富含多种微量营养素，营养丰富又美味可口，而且品种很多。

谷类

谷类所含的碳水化合物是身体的主要能量来源，其中的一些纤维还可以促进肠道健康。

何为碳水化合物？

碳水化合物是身体最主要的能量来源。其中的葡萄糖能为身体提供能量，多余的葡萄糖会转化成糖原储存起来供以后使用。碳水化合物中的纤维对维持肠道健康有重要作用。

葡萄糖是身体做剧烈运动时肌肉的首选能量来源。在葡萄糖耗尽时，脂肪或蛋白质会"接棒"，继续为身体提供能量。许多不受我们意识控制的生命活动也需要葡萄糖提供能量。

葡萄糖也是大脑不可或缺的能量来源。葡萄糖对大脑中有调节情绪作用的5-羟色胺的生成至关重要。5-羟色胺是由色氨酸转化而来的，色氨酸是一种可以从饮食中获取的氨基酸，葡萄糖能为色氨酸转化成5-羟色胺提供能量，所以摄取碳水化合物可能有助于改善情绪。这可能就是甜食等高碳水食物常常被当作治愈系食物的原因。虽然，尚未有足够的研究能证明食用更多的碳水化合物或富含色氨酸的食物能改善我们的情绪，然而，低碳水饮食却很可能导致情绪低落。用不吃碳水化合物类食物的方式节食除了可能会让人情绪不稳定、难以集中注意力外，还可能让人经常感到疲劳。5-羟色胺还能转化成褪黑素，褪黑素是一种有助于改善睡眠质量的激素。

碳水化合物的消化

在小肠中，复杂碳水化合物被分解成简单碳水化合物（如下）。果糖、半乳糖等单糖会在肝脏中转化成葡萄糖，再释放到血液中。葡

简单碳水化合物和复杂碳水化合物

单糖和双糖是简单碳水化合物。复杂碳水化合物由许多单糖组成，食物中常见的是纤维和淀粉。纤维含量较高的食物有西蓝花、西葫芦、西红柿、茄子等。淀粉含量较高的食物有土豆、玉米、鹰嘴豆等。

单糖	双糖	多糖
碳水化合物最基本的形式。	两分子单糖以化学方式结合就形成了双糖。	可以由数百甚至数千个单糖组成。它们被称为复杂碳水化合物。

葡萄糖
谷物、意大利面

果糖
水果、蔬菜、蜂蜜

半乳糖
很少直接存在于食物中

乳糖
乳品

蔗糖
甜菜、甘蔗

麦芽糖
糖浆、啤酒

许多蔬菜、豆类和全谷物

萄糖可以立即被使用，为机体活动提供能量。多余的葡萄糖会转化成糖原（由葡萄糖组成的一种多糖），储存在肝脏和肌肉中供以后使用。（见第102~103页）

纤维（见第10~11页）是指不能被小肠中的消化酶分解的复杂碳水化合物。这类物质会进入大肠，促进有用的短链脂肪酸的产生，从而滋养肠道内壁。

"好碳水化合物"和"坏碳水化合物"

实际上，碳水化合物没有好坏之分。所有的营养素都在饮食中占有一席之地——关键是如何合理均衡地饮食。一般来说，富含纤维的碳水化合物来源更好，水果、蔬菜和全谷物就是碳水化合物的优质来源。

我们要减少白面包等精制碳水化合物类食物的摄入，选择全谷物（见第37页）面食等富含纤维的食物作为碳水化合物来源，因为它们能缓慢释放能量。虽然精制碳水化合物类食物能够快速为身体提供能量，但它们所含的营养成分往往比较单一。

什么是血糖生成指数？

双糖能很快分解，产生的葡萄糖很快就会被吸收到血液中，而复杂碳水化合物则需要更长的时间来分解。

血糖生成指数（GI）是衡量食物摄入后引起血糖上升速度的指标。食物的血糖生成指数越高，人食用这种食物后血糖上升速度就越快。血糖负荷（GL）稍有不同，它是血糖生成指数和食物中碳水化合物含量的乘积。所以，虽然意大利面的血糖生成指数比西瓜低，但它的碳水化合物含量更高，因此血糖负荷也更高。如果你吃的意大利面的量与西瓜差不多，那么意大利面对血糖的影响会更大。

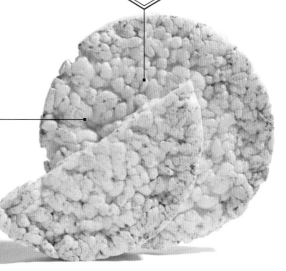

营养少

若想获取更多营养，可以选择糙米饼或全谷物饼干。

快速供能

米饼主要由白米和空气组成，能迅速提供能量。

米饼： 许多人以为这类流行的"低卡"零食是健康的，而事实上，它们的营养价值也很低。

何为蛋白质？

宏量营养素中的蛋白质是饮食中的主角。蛋白质是人体组织的重要组成成分，皮肤的修复，肌肉、头发、指甲等的生长都离不开它。蛋白质还关乎机体重要的代谢功能的实现。

———————

我们的每个细胞都含有蛋白质，人体的蛋白质有数千种类型。蛋白质是人体的重要组成成分，它还能将体内的各类重要物质输送至所需之处，免疫应答和激素的生成与调节也都需要蛋白质的参与。

蛋白质由氨基酸组成。两个或两个以上的氨基酸通过肽键形成的聚合物叫作肽，含10个以上氨基酸的肽链称为多肽。当越来越多的肽链连接并折叠在一起，蛋白质的结构会变得很复杂。身体会根据需要将蛋白质分解成有特定用途的肽。例如，胰岛素（见第162~163页）就是一种肽。

人体可以合成许多身体所需的氨基酸，但是有9种必需氨基酸（见下一页）必须从饮食中获取。蛋白质在体内的储存方式与其他宏量营养素不同，人体内的蛋白质一直处在不断分解又不断合成的平衡中，因此每天都要补充。众多研究表明，蛋白质丰富的饮食对健康大有裨益。

食物来源

含有9种必需氨基酸且含量充足、比例适当的蛋白质称为完全蛋白质。完全蛋白质主要存在于动物性食物和少数植物性食物中。

不完全蛋白质所含的必需氨基酸种类不全，无法满足人体的日常需求。不完全蛋白质主要存在于植物性食物中。尽管"不完全"，

但它们的价值并不亚于完全蛋白质，因为它们可以通过互补搭配提供全部的必需氨基酸。

素食者需要选择各类富含蛋白质的食品和营养强化食品[1]，确保每日可以摄取足量的9种必需氨基酸。（见第120~121页）

蛋白质的摄入

科学家们一致认为，年龄、性别和身体活动水平都会影响蛋白质的需求量。在英国，成年人的蛋白质建议摄入量为每天每千克体重0.75克（活动量大的成年人应增加到1克）。根据英国人的平均体重和活动水平，男性每天蛋白质摄入量应为55克，女性为45克，相当于大约两个手掌大小的肉类或鱼类、豆腐、坚果、干豆类的量。老年人每天的蛋白质摄入量需要比推荐摄入量再多50%。随着年龄的增长，我们的身体对蛋白质的利用效率会降低，只有增加蛋白质的摄入量才有可能满足身体的需求。

我会建议我的客户每天尽可能多地摄入完全蛋白质类食物，或者同时搭配互补的不完全蛋白质类食物。

在选择蛋白质类食物时，应尽可能挑选营养全面的。思考一下你在摄取蛋白质的同时，还能获得其他哪些营养素。

还有，别想着一步登天——蛋白质的摄入是可以在一天中累加的。

———————

1.根据不同人群的需要，为保持食品原有的营养成分，或者为了补充食品中所缺乏的营养素，向食品中添加一定量的食品营养强化剂，以提高其营养价值，这样的食品称为营养强化食品。

20种氨基酸

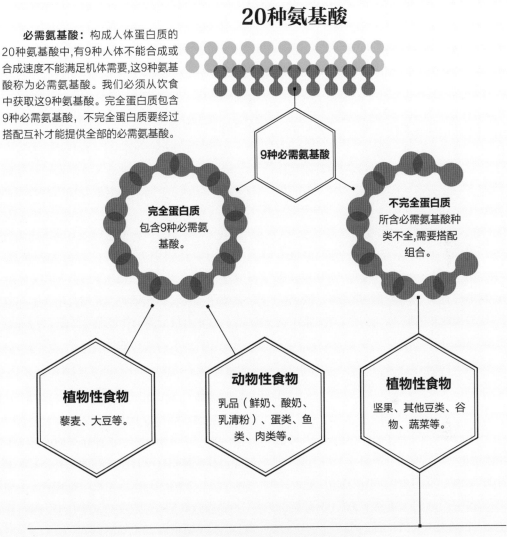

必需氨基酸： 构成人体蛋白质的20种氨基酸中，有9种人体不能合成或合成速度不能满足机体需要，这9种氨基酸称为必需氨基酸。我们必须从饮食中获取这9种氨基酸。完全蛋白质包含9种必需氨基酸，不完全蛋白质要经过搭配互补才能提供全部的必需氨基酸。

9种必需氨基酸

完全蛋白质
包含9种必需氨基酸。

不完全蛋白质
所含必需氨基酸种类不全，需要搭配组合。

植物性食物
藜麦、大豆等。

动物性食物
乳品（鲜奶、酸奶、乳清粉）、蛋类、鱼类、肉类等。

植物性食物
坚果、其他豆类、谷物、蔬菜等。

流行的不完全蛋白质食物搭配组合

小扁豆+大米	花生酱+全麦面包	**花生酱拌面**
燕麦+坚果	**鹰嘴豆泥+面包或薄脆饼干**	面包卷夹豆制品
糙米+黑豆	**全麦吐司+烤豆**	**意大利面+小扁豆或其他豆类**

何为脂肪？

脂肪（脂质的一种）是存在于许多食物中的一种宏量营养素。许多身体功能的运作，比如大脑活动、激素分泌和吸收饮食中的其他营养物质等，都离不开脂肪。

————

要争取摄入的能量有三分之一来自脂肪。脂肪的化学本质是甘油三酯（3分子脂肪酸与1分子甘油形成的酯类），它可以被身体利用或储存。

脂肪酸是构成脂肪的基本单位，主要有两种类型：饱和脂肪酸和不饱和脂肪酸，其中，不饱和脂肪酸又分为单不饱和脂肪酸（MUFA）和多不饱和脂肪酸（PUFA）两类。大多数含脂肪的食物中混合了不同类型的脂肪酸。我们应该减少饱和脂肪酸的摄入，选择含有更多不饱和脂肪酸的食物。

要避免食用添加了反式脂肪酸（见第58页）的食物，反式脂肪酸可能会导致炎症、胆固醇水平不健康、动脉功能受损和胰岛素抵抗（见第162页）等情况。

单不饱和脂肪酸

这类不饱和脂肪酸的分子结构中只包含一个双键。单不饱和脂肪酸有益于健康，可以降低我们患心脏病和糖尿病等疾病的风险。

单不饱和脂肪酸在室温下通常呈液态，性质稳定。最常见的单不饱和脂肪酸是油酸。橄榄油中含有大量的油酸，油梨、坚果、菜籽油、鱼油和坚果油等也是这种健康脂肪酸的优质食物来源。

多不饱和脂肪酸

这类不饱和脂肪酸的分子结构中含有两个或两个以上的双键。多不饱和脂肪酸常见于油性鱼类、核桃、亚麻籽以及红花油、葵花油、玉米油等植物油中。

营养学上最有价值的 $\omega-3$ 和 $\omega-6$ 系列脂肪酸都是多不饱和脂肪酸。其中，$\omega-3$ 脂肪酸对激素生成、血液凝固、细胞生长以及免疫系统功能都很重要。研究证明，长期食用含 $\omega-3$ 脂肪酸的食物可能会降低神经退行性变性疾病[1]、心脏病和糖尿病等疾病的发生概率。我们可以考虑适当增加富含 $\omega-3$ 脂肪酸的食物的摄入量。

饱和脂肪酸

饱和脂肪酸在室温下一般呈固态。饱和脂肪酸在高温下非常稳定，因此在烹饪过程中不太容易被破坏。这就是我们习惯用黄油来做蛋糕的原因。动物的肥肉、乳脂（如奶酪）、加工肉制品（如香肠、熏肉）、椰子油、蛋糕和饼干等都是饱和脂肪酸的食物来源。

虽然饱和脂肪酸在营养方面发挥着一定的作用，但摄入过多饱和脂肪酸可能会引发心脏病。我们摄入的总能量中，饱和脂肪酸的比例不应超过11%。

————

1.主要包括阿尔茨海默病、帕金森病、亨廷顿病等。

胆固醇

胆固醇是一种脂质，是细胞膜的重要成分。胆固醇可以从饮食中获取，但人体的大部分胆固醇是在肝脏中合成的。它能附着在一类蛋白质上形成微小的球体（脂蛋白），由血液运输至所需之处。脂蛋白按密度可以分为5类，其中最受关注的是高密度脂蛋白和低密度脂蛋白。

高密度脂蛋白

高密度脂蛋白（HDL）对身体有益，其蛋白质的占比较高。高密度脂蛋白可以将胆固醇运输到肝脏进行代谢，达到保护身体的目的，还具有抗炎特性。

低密度脂蛋白

低密度脂蛋白（LDL）被称为"坏胆醇"。它们的蛋白质占比较低。低密度脂蛋白能将胆固醇带到细胞中。过多的低密度脂蛋白对身体有害，因为它们会沉积在动脉内壁上，影响血液的流动，导致心脏病和中风等疾病。

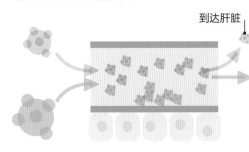

到达肝脏

低密度脂蛋白开始附着在动脉内壁上

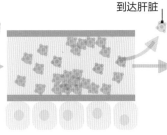

到达肝脏

低密度脂蛋白的堆积逐渐增加

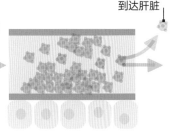

到达肝脏

大量低密度脂蛋白形成的斑块堵塞了具有保护作用的高密度脂蛋白到达肝脏的通道

增加高密度脂蛋白水平，减少低密度脂蛋白水平

我们可以采取一些措施提高体内高密度脂蛋白水平并降低低密度脂蛋白水平。在生活中，我们可以进行规律的锻炼并戒烟；在饮食上，我们要避开含反式脂肪酸的食物，并常吃右侧和下面所列举的食物。

紫色水果和蔬菜富含花青素，有助于提高高密度脂蛋白水平。

油性鱼类有助于提高高密度脂蛋白水平，有益于心脏健康。每周可食用1~2次。

橄榄油有助于提高高密度脂蛋白水平。

全谷物有助于降低心脏病的发病风险。燕麦和大麦中含有β-葡聚糖，这种物质有助于降低低密度脂蛋白水平。

坚果有助于降低胆固醇水平，还富含膳食纤维以及能改善心脏健康的矿物质。

油梨含有单不饱和脂肪酸和膳食纤维，二者都能降低低密度脂蛋白水平。

豆类，如大豆、豌豆和小扁豆等，有助于降低低密度脂蛋白水平，也是植物性蛋白质的优质来源。

何为纤维?

纤维是植物体中不能被人体消化吸收的多糖(见第4页),存在于食物中的各类纤维统称为膳食纤维。虽然膳食纤维无法被小肠消化,但它对健康大有裨益。

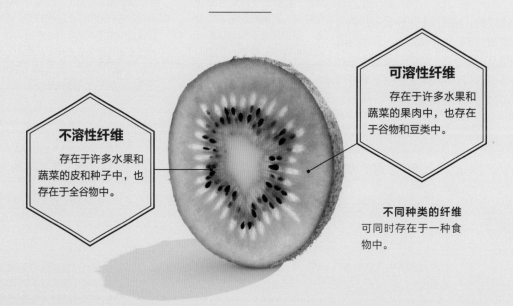

可溶性纤维

存在于许多水果和蔬菜的果肉中,也存在于谷物和豆类中。

不溶性纤维

存在于许多水果和蔬菜的皮和种子中,也存在于全谷物中。

不同种类的纤维
可同时存在于一种食物中。

膳食纤维能促进消化系统的健康运作。它可以减缓消化速度,调节血糖水平,并能增强饱腹感,有助于控制体重。尽管膳食纤维对健康有益,但是大部分人都没有摄入足够的膳食纤维。有研究发现,每天多摄入8克膳食纤维,患2型糖尿病的风险就可以降低15%,患心脏病的风险可以降低19%,患结肠癌的风险可以降低80%。

可溶性纤维

这种膳食纤维可溶解于水中,形成凝胶状物质。它有预防便秘的作用,能使粪便变软,从而让粪便轻松通过肠道。可溶性纤维(例如燕麦中的可溶性纤维)可减缓消化速度,使人产生饱腹感,也有利于调节血糖水平。可溶性纤维还有一个很大的益处:能与胆固醇结合,降低胆固醇的吸收率,这就间接减少了血液循环中的低密度脂蛋白(见第9页)。

不溶性纤维

顾名思义,不溶性纤维不溶于水。它可以促进肠道蠕动,防止机体出现消化问题。摄入充足的不溶性纤维可以促进肠道的规律性运动,还能调节血糖水平。

抗性淀粉

抗性淀粉含有大量 β-糖苷键(见右图),它们不能被小肠消化吸收,但可在大肠中被微生物部分或全部发酵。在这个发酵过程中会有短链脂肪酸（SCFA）产生，短链脂肪酸不仅能刺激免疫系统，还能影响心理健康。

土豆、大米中含有抗性淀粉，大麦、燕麦和高粱等全谷物以及青香蕉、豆类中也含有抗性淀粉。

摄入足量的膳食纤维

我们每日平均膳食纤维摄入量约为18克，建议每日摄入30克。富含膳食纤维的食物是指每100克含有6克以上膳食纤维的食物。

要想摄取足够的膳食纤维，需要在饮食中加入大量的全谷物、蔬菜、水果、豆类、坚果，食物种类越多越好。

此外，食物中可能含有多种膳食纤维。例如，全谷物是不溶性纤维和抗性淀粉的优质来源。全谷物中的膳食纤维有助于降低心脏病、糖尿病和几种癌症的发病风险。

请记住，突然大幅增加膳食纤维摄入量可能会带来腹胀、排便不畅等不适。因此，应当逐步增加膳食纤维的摄入量。如果有条件，请在医生或临床营养师的指导下进行。

煮熟与冷却

冷却的熟白米饭、熟土豆、熟甘薯和熟面条比刚做熟的含有更多的抗性淀粉。

如果重新加热这些食物，其抗性淀粉含量仍然会增加。因此，可以多做一些土豆、意大利面或米饭沙拉储存在冰箱里，第二天加热后当作午餐或晚餐。存放米饭时要小心，它可能含有细菌芽孢，有可能引发食物中毒。将米饭放置在室温下时，这些芽孢会大量繁殖，因此应在米饭煮好后一小时内将其冷藏，冷藏时间不要超过一天，食用前要将其热透。

淀粉和纤维素

这二者经常被混淆，而且很容易被混淆，因为它们通常存在于相同的食物中，而且都是多糖。淀粉可以在小肠中被分解，其葡萄糖单体是由α-糖苷键连接的。纤维素是不溶性纤维的一种，不能在小肠中被分解，其葡萄糖单体是由β-糖苷键连接的。

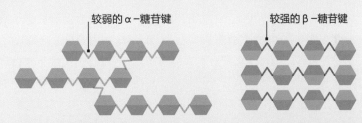

较弱的α-糖苷键　　　　　较强的β-糖苷键

由α-糖苷键连接的葡萄糖单体　　　**由β-糖苷键连接的葡萄糖单体**

淀粉

像支链淀粉（存在于大米、土豆、白面包、意大利面、小麦和大麦等食物中）这样的多糖是由葡萄糖单体以α-糖苷键连接成的。α-1，4糖苷键可以形成直链，α-1，6糖苷键可以形成分支。这种键可以被消化系统中的酶水解。

纤维素

像纤维素（在植物中发现）这样的多糖是由葡萄糖单体以β-糖苷键连接成的。其糖苷键可以形成稳定的平行链，这些链又紧密相连。小肠中没有能够水解这种键的酶。

何为维生素？

维生素是需要从食物中获取的营养物质，适量摄取维生素有助于我们保持健康。我们要力争在饮食中加入五颜六色的蔬菜和水果，以全面获取维生素。

———————

大多数维生素不能在体内合成，因此我们需要通过饮食来满足身体对维生素的需求。大多数饮食均衡的人都能轻松摄取足够的维生素。不吃动物性食物的人需要采取一些措施来防止部分维生素的缺乏。（见第122～123页）

维生素可以分为两大类：水溶性维生素和脂溶性维生素。

水溶性维生素

水溶性维生素容易在烹饪中流失，且在体内难以储存，必须每天补充。

· **B族维生素**主要影响神经系统的健康，还有助于食物中能量的释放。其中的叶酸有益于胎儿大脑和脊髓的发育。（见第170页）

维生素B_1的食物来源有豌豆、香蕉、坚果、全谷物等。维生素B_2的食物来源有牛奶、蛋类、营养强化谷物、蘑菇等。烟酸（维生素B_3）的食物来源有肉类、鱼类、小麦粉、蛋类等。泛酸（维生素B_5）的食物来源有鸡肉、牛肉、蛋类、油梨等。维生素B_6的食物来源有猪肉、大豆、花生、燕麦、香蕉、牛奶等。生物素（维生素B_7）来源广泛，可从许多食物中获取，一般不会缺乏。叶酸（维生素B_9）的食物来源有叶菜、鹰嘴豆、毛豆、西蓝花、动物肝脏等。维生素B_{12}主要存在于动物性食物中，也存在于某些经微生物发酵的素食中。素食者应留心自己是否摄取了足够的维生素B_{12}。

· **维生素C**能维护皮肤、血管和软骨的健康，还能促进胶原蛋白的生成。维生素C的食物来源有橙子、青椒、西蓝花、香蕉等。

脂溶性维生素

脂溶性维生素可以在体内积累，所以不需要每天都摄取。

· **维生素A和维生素E**是强大的抗氧化物质，有助于保护细胞免受自由基攻击，延缓机体衰老。维生素A有助于细胞的更新和修复，但孕妇摄入过量的维生素A可能对胎儿有害。维生素E可以缓解皮肤老化。维生素A的食物来源有动物肝脏、禽蛋等。维生素E的食物来源有杏仁、油梨等。

· **维生素D**常被称为"阳光维生素"，身体暴露在阳光下时可以合成维生素D。如果晒太阳的时间足够，一般不需要额外补充维生素D。然而，如今人们防晒的观念日益增强，因此建议还是适当通过饮食补充维生素D。维生素D的食物来源有蛋黄、红肉、油性鱼类、维生素D强化食品等。

· **维生素K**可以促进凝血，还有利于骨骼健康。其食物来源有绿叶蔬菜、部分谷物和植物油等。

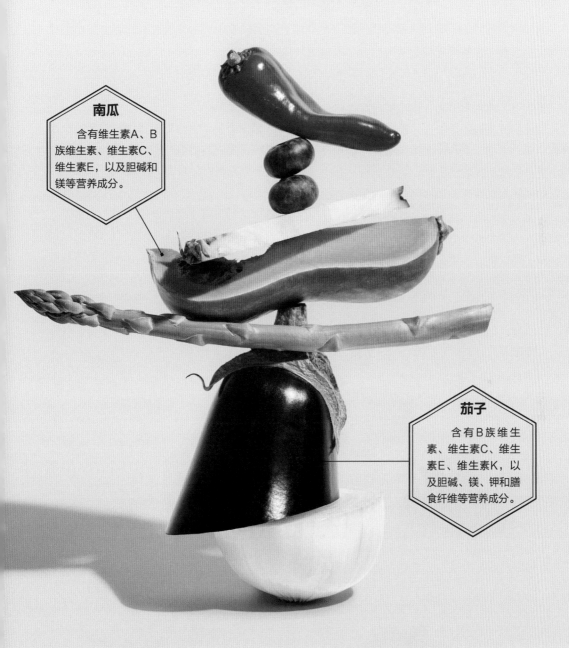

南瓜

含有维生素A、B族维生素、维生素C、维生素E，以及胆碱和镁等营养成分。

茄子

含有B族维生素、维生素C、维生素E、维生素K，以及胆碱、镁、钾和膳食纤维等营养成分。

何为矿物质？

人体需要特定的矿物质来维持正常的生理功能。许多食物同时含有维生素和矿物质，因此多样化的饮食有助于满足我们对维生素和矿物质的日常需求。

矿物质与维生素不同，维生素是有机化合物（由植物或动物制造），而矿物质是无机化合物，来自土壤、岩石或水体。植物在生长过程中会从环境中吸收矿物质，食草动物又会吃下这些植物。矿物质有许多种，它们各有各的益处。试试定期通过饮食补充各种类型的矿物质吧。人体需要大量摄取的矿物质有钙、氯、镁、磷、钾、钠，其他矿物质如碘、铁、硒、锌等则需微量摄取。

·**钙**是骨骼和牙齿的重要组成成分，也是神经系统、肌肉和心脏所需的关键营养物质。其食物来源有鲜奶、酸奶、菠菜等。

·**碘**缺乏病影响着全球近三分之一的人口。这种矿物质对甲状腺素的生成至关重要。甲状腺素参与身体的诸多生理进程，可促进神经系统的发育和蛋白质的合成，还能调节新陈

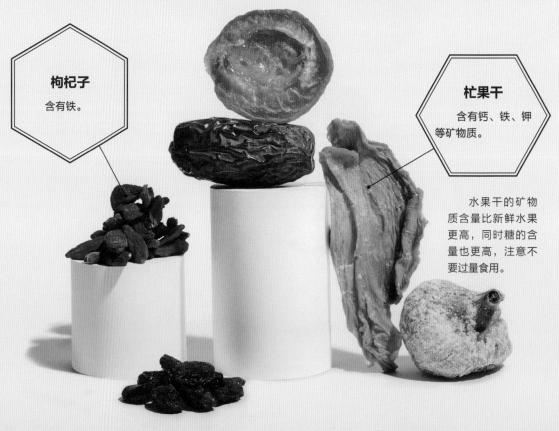

枸杞子

含有铁。

杧果干

含有钙、铁、钾等矿物质。

水果干的矿物质含量比新鲜水果更高，同时糖的含量也更高，注意不要过量食用。

代谢。碘的食物来源有鱼类、乳品、蛋类、海藻等。

· **铁**缺乏病是全球最常见的营养缺乏病，在发达国家中也普遍存在。全世界约有20%的人患有缺铁性贫血。缺铁会使血液携带氧气的能力减弱。铁有许多好处，比如改善免疫功能和大脑功能。其食物来源有贝类、西蓝花、红肉、豆腐等。

· **镁**是人体内600多种生化反应（比如能量释放、神经肌肉传递、蛋白质合成等）的必需物质。其食物来源有油梨、坚果、绿叶蔬菜等。

· **锰**参与体内一些酶的生成和激活，可以促进体内一些生化反应（比如脂质、糖类的代谢）的进行。其食物来源有面包、坚果、早餐麦片、叶菜等。

· **钾**能控制血压、维持体液平衡，还能维持肌肉和神经的正常功能。其食物来源有香蕉、菠菜、土豆、杏等。

· **磷**能使骨骼强健，调节体内能量的释放。其食物来源有红肉、乳品、鱼类、家禽、燕麦、面包等。

· **硒**能帮助免疫系统正常运行，防止细胞和组织受损，并且有益于生殖系统健康。其食物来源有巴西坚果、蛋类、肉类、鱼类等。

· **锌**有益于免疫系统健康和性功能发育。它能促进伤口愈合，减少皮肤炎症的发生，还能帮助身体抵御紫外线的伤害。其食物来源有贝类、红肉、蛋类、鹰嘴豆等。

需要服用营养补充剂吗？

食物是营养的最佳来源，从食物中吸收营养的效果比服用补充剂更好。各类补充剂之间可能会相互影响，如果同时服用的几种补充剂中含有一种或多种相同的营养成分，我们就可能会超量摄取相应营养成分。一般来说，水溶性维生素过量对人体造成的伤害比脂溶性维生素低，因为水溶性维生素很容易通过尿液排出，几乎不会在体内积累。不过，还是小心为妙。摄入过量的维生素C或锌可能会导致恶心、腹泻和胃痉挛。摄入过量的硒可能会导致脱发、胃肠道不适、乏力和轻微的神经损伤。

由于服用过多的营养补充剂可能会导致严重后果，而且营养补充剂的价格也比较高，因此除非有专业医疗人士建议，否则不推荐服用营养补充剂。

某些时候是需要服用补充剂的，例如备孕期和孕期（见第172～173页）。另外，缺铁或缺维生素B_{12}会导致贫血。如果你认为自己有营养缺乏病，请到医院做血液检查，并根据医生的诊断对症治疗。

水是营养的一部分吗？

水是营养的重中之重。身体的各项生理活动都离不开水。相比于没有水的情况，我们可以在没有食物的情况下生存得更久。

哪怕只是找出一个不需要水的人体系统，都难于上青天。水能帮助循环系统向细胞输送氧气和营养物质，帮助肾脏实现过滤功能（见右图），还能帮助消化系统正常运作……这样的例子不胜枚举。

大脑约75%的质量来自水分，因此，除了参与身体的各项生理活动外，水在调节情绪、工作效率和注意力方面也有重要作用。

身体每天都需要大量的水。你需要喝足够的水来补充身体消耗的水分，这样身体的各项机能才能正常运转，让你保持最佳状态。所以，尽情喝水吧！

每日目标

根据英国的膳食指南，大多数人每天需要喝1.5~2升水。一个普通的马克杯或玻璃杯的容量通常是200毫升，所以我们每天需要喝8~10杯水。要记住，公共卫生目标只是保持健康的最低标准，请将这个量当作每日的最低饮水目标。如果你每天毫不费力就可以喝完1.5升水，那就将目标设为2升。可以买一个不含双酚A的水杯，用来记录每天的饮水量。

每个肾脏每分钟能过滤超过100毫升的血液，将废物、多余的水分与有用的物质分开。

血液流入

每个肾脏包含85万~120万个微小的过滤单元——肾单位。

血液流出

尿液沿着输尿管（一根细小的肌肉管）流入膀胱中储存起来

肾单位将有用的物质返还到血液中

血液经肾单位过滤形成尿液，尿液是代谢废物和多余水分的混合物

输尿管

婴儿和儿童需要的水分比成人少。儿童每日的饮水量应达到6~8杯。

这些指标也可以根据个人的情况进行调整。如果你出汗很多（比如活动量很大），则需要经常补充流失的水分。

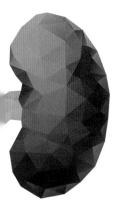

肾脏

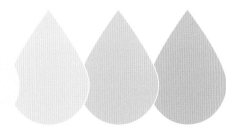

水分充足　少量饮水　轻度脱水　中度脱水　重度脱水

尿液颜色检查　尿液的颜色应该非常清澈。黄色越深，说明脱水程度越高，需要喝更多的水来补充水分。

在炎热地区度假时，你可能比平时出汗更多，这时就需要增加饮水量。此外，如果你处在哺乳期，也需要额外补充大量水分。由于行动不便和记忆力下降等问题，老年人往往难以摄入足够的水分。值得注意的是，每日大量饮水有助于改善老年人的这些问题。

喝什么呢？

每日水分摄入量中，有20%我们不必操心，这部分水分来自我们吃的食物。至于剩余的部分，研究表明，许多人更喜欢通过喝含糖饮料、茶、咖啡和果汁等来补充水分。在一项调查中，23%的受访者称他们会选择饮用碳酸饮料来

补充水分。这些饮料虽然能提供身体需要的水分，但同时也会给身体带来咖啡因、糖和甜味剂。补水的最佳方法是喝白开水。

脱水的症状

脱水的症状有口干、口渴、头晕、疲乏、尿量减少（一天排尿少于四次）、尿液呈深黄色（见上图）等。研究表明，当失水量达到体重的1%时，我们的精神和身体功能就会受到不良影响。随着脱水程度的加重，这种影响会越来越严重。

经常性饮水不足往往会导致便秘。如果你发现自己经常便秘，可以尝试多喝水。（见第147页）

计算需水量

此计算公式为经验公式，可以帮助大家计算出自己每日的需水量。可根据自己的出汗量（根据运动量判断）进行调整。

 ×0.033

体重（千克）

每日需水量（升）

示例：体重60千克的人，每日需水量为60×0.033=**1.98升**

膀胱

何为消化？

消化是身体将食物分解为能被吸收的小分子物质的过程。分解后的营养物质会进入血液中，再流向所需之处，它们代谢生成的废物会被排出体外。

———

成人的消化道有7～9米长，有相当多的生理活动在这里完成。它的每一部分都举足轻重。

口腔

食物进入口腔后，牙齿通过咀嚼将食物初步分解成小块。唾液中的消化酶会对食物进行化学分解。食团（嚼碎的食物和唾液的混合物）被吞咽后进入食管。

食管

在喉入口上方、舌头后方有一个叫"会厌"的软骨瓣。当食团通过会厌进入食管时，会厌会盖住喉部，防止食团进入气管。食管是一根大肌肉管道，上连会厌，下接胃部。食管肌肉通过蠕动将食团沿着食管推入胃部。位于食管下端的食管下括约肌是胃的门户，如果它不能正常关闭，就会导致胃内容物反流。

胃

胃能释放消化酶和胃酸，分解进入胃部的食物。胃部肌肉通过收缩搅动食物，促进食物的分解，而胃酸则会杀灭食物中的无用微生物。这个过程中，脂肪细胞会分泌让人有饱腹感的激素——瘦素（见第97页）。而在空腹时，胃部会释放让人有饥饿感的激素——食欲刺激素，以刺激食欲。食物在胃里会变成食糜，呈浆状，方便小肠处理。

小肠

营养物质的吸收主要发生在这段5～7米长的消化道中。小肠内分布着众多细小的绒毛和微绒毛，它们能从食糜中吸收营养物质，被吸收的营养物质会进入血液中。（见第20～21页）

食糜会在小肠内停留3～8小时，并被消化酶分解，以便小肠吸收营养物质。其中一些酶由胰腺分泌，胰腺还会释放激素来调节血糖水平。（见第22～23页）胆囊也会分泌胆汁以进一步促进食物的消化。

经过消化吸收后，小肠内的剩余物质主要是水分、细菌、肠道内壁的死细胞和不易消化的食物残渣的混合物。它们会沿着小肠移动到回盲瓣，回盲瓣是通往大肠的必经之地。

大肠

大肠负责消化的收尾工作并生成粪便。最先到达的混合物可在大肠停留12～30小时。这段时间内，大肠会慢慢吸收混合物的水分，使其形成粪便。

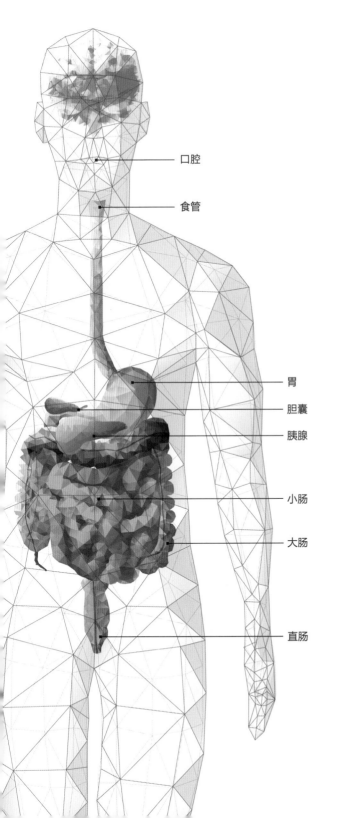

口腔

食管

胃

胆囊

胰腺

小肠

大肠

直肠

大肠内有许许多多的细菌。这些肠道细菌似乎在关键营养物质的吸收过程中发挥着重要作用。不可消化的膳食纤维能被大肠中的细菌分解，释放出宝贵的短链脂肪酸。短链脂肪酸能刺激免疫系统，帮助身体预防炎症。肠道细菌发酵的另一类产物是气体（见第146页）。摄入大量不同种类的膳食纤维，有助于肠道细菌（见第40～43页）的生长。

直肠和肛门

肠道的最终产物是粪便，粪便聚集在大肠的远端——直肠中，直肠位于肛门之前。在大脑发出"可以排便"的信号后，直肠会收缩，肛门括约肌会放松，从而将粪便从肛门排出。

第1型：分开的硬块

第2型：香肠状，表面疙疙瘩瘩

第3型：香肠状，表面有裂痕

第4型：香肠状，表面光滑

第5型：柔软的块状

第6型：糊状

第7型：水状

布里斯托大便分类法： 此法可通过大便的形状和黏稠度来判断消化系统的健康状况。第1型和第2型表示便秘，第3型、第4型和第5型为正常粪便，第6型和第7型代表腹泻。

消化道如何吸收营养物质？

消化过程中释放出来的营养物质会迅速被吸收进血液中，以便身体能够及时使用。这一过程在胃、大肠、小肠中进行。

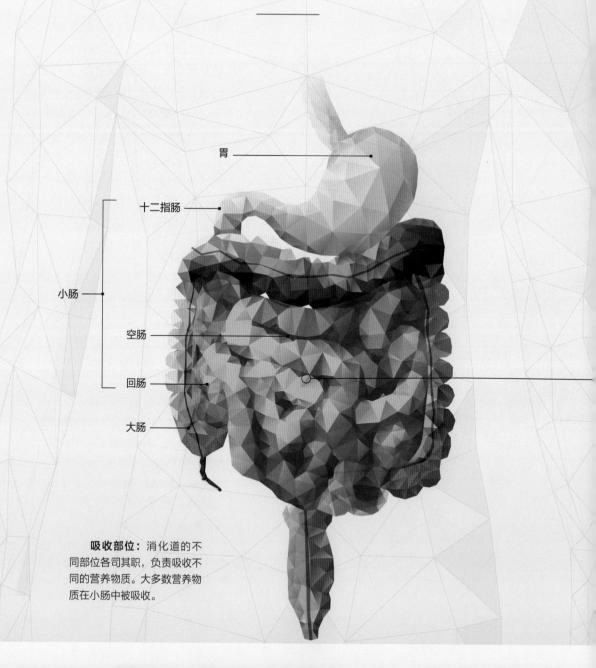

胃

十二指肠

小肠

空肠

回肠

大肠

吸收部位：消化道的不同部位各司其职，负责吸收不同的营养物质。大多数营养物质在小肠中被吸收。

营养物质的吸收主要在小肠中进行。小肠内壁有众多微小的突起，称为绒毛，绒毛表面还有非常多的微绒毛。这些结构极大地增加了小肠的吸收面积，小肠的总吸收面积可达200～250平方米！

每个绒毛内都带有毛细淋巴管（乳糜管）和毛细血管网络，它们基本上连接了肠道与身体的循环系统。蛋白质的水解产物氨基酸和碳水化合物的水解产物葡萄糖等单糖进入毛细血管，脂肪的水解产物有的进入毛细血管，有的进入毛细淋巴管。

这些毛细血管和毛细淋巴管会将营养物质输送到身体的不同部位，这些营养物质会被使用或储存起来。

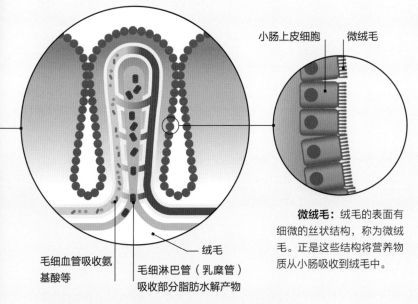

小肠上皮细胞　微绒毛

微绒毛： 绒毛的表面有细微的丝状结构，称为微绒毛。正是这些结构将营养物质从小肠吸收到绒毛中。

绒毛

毛细血管吸收氨基酸等

毛细淋巴管（乳糜管）吸收部分脂肪水解产物

绒毛： 这些小肠内壁上微小的突起极大地增加了小肠的吸收面积。每个绒毛内部都有毛细血管和毛细淋巴管，可以将绒毛吸收的营养物质输送到身体其他部位。

胃	
水	氟化物
乙醇	碘化物
铜	钼

十二指肠	
钙	维生素B$_2$
生物素	硒
铜	维生素B$_1$
叶酸	维生素A
铁	维生素D
镁	维生素E
烟酸	维生素K
磷	

空肠	
脂质	钼
单糖	烟酸
氨基酸	泛酸
短肽	维生素B$_2$
生物素	维生素B$_1$
钙	维生素A
铬	维生素B$_6$
叶酸	维生素C
铁	维生素D
磷	维生素E
镁	维生素K
锰	锌

回肠
胆盐
酸类
叶酸
镁
维生素B$_{12}$
维生素C
维生素D
维生素K

大肠	
水	钠
短链脂肪酸	氯化物
生物素	维生素K
钾	

何为新陈代谢？

新陈代谢是生物体内全部有序化学变化的统称。新陈代谢与饮食密不可分，因为食物能为新陈代谢提供动力。

———————

一般来说，我们摄入的能量有10%用于消化，20%用于身体活动，而高达70%的能量被器官和组织用来维持生命体征。身体进行的每项生理活动，从呼吸到思考，都会消耗能量。基础代谢率（BMR）是指一个人在清醒又安静的状态下，不受肌肉活动、环境温度、饮食及神经紧张等影响时的能量代谢率。身体的能量代谢对调节进食与禁食的平衡有重要作用。

进食状态

进食期间或刚进食后，食物被分解，葡萄糖（见第4页）被释放到血液中，并作为养料被细胞吸收。当身体从食物中获得的葡萄糖超过细胞的需求时，细胞就会停止吸收葡萄糖，由此带来的血糖水平上升会触发胰岛素的释放。胰岛素能刺激肝脏和肌肉细胞吸收血液中多余的葡萄糖，将其转化为糖原，并储存起来供以后使用。胰岛素同时能促使葡萄糖转化成脂肪组织中的甘油三酯（脂肪）。饮食中多余的脂肪酸也会被储存在脂肪组织中。

身体会储存多少能量除了受基础代谢率影响，也受遗传、年龄、性别等因素影响。简单来说，要想保持稳定的体重，我们摄入的能量必须与维持生命活动消耗的能量加上体力活动消耗的能量之和保持一致。如果我们摄入的能量一直多于消耗的能量，脂肪就会在我们体内囤积。

禁食状态

进食几小时后，血糖水平下降，胰腺便会释放胰高血糖素（见下一页），促进肝脏和脂肪组织中糖原的分解，从而将葡萄糖释放到血液中，使其为身体提供能量。

长时间禁食后，脂肪组织中储存的脂肪会在肝脏中被分解成甘油和脂肪酸，酮体也随之产生。蛋白质也会被用来提供能量。

胰岛细胞

胰岛，亦称朗格汉斯岛，是胰腺内由内分泌细胞组成的球形细胞团，能分泌调节糖代谢的激素。当身体在进食和禁食状态之间变动时，这些激素可以调节血糖水平。

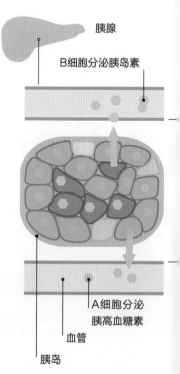

胰腺

B细胞分泌胰岛素

A细胞分泌胰高血糖素

血管

胰岛

1千卡的定义

1千卡（kcal）是在标准大气压下将1千克水的温度提高1℃所需的能量。

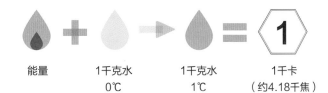

能量　　　1千克水　　　1千克水　　　1千卡
　　　　　　0℃　　　　　1℃　　　（约4.18千焦）

何为卡路里?

卡路里简称卡，是能量单位，常用于衡量食物的化学键中储存了多少能量。生活中常用的单位是千卡（1000卡）。根据英国以往的膳食指南，普通男性每天需要大约2500千卡的能量来维持健康的体重，女性大约需要2000千卡。不过这些数字需要根据年龄、体形和身体活动水平等因素进行调整。

你的身体可能无法获得食物释放的全部能量。例如，富含膳食纤维的食物（比如坚果）需要更多的能量来消化，剩余的能量会被身体吸收。此外，不同的人对同一食物中营养物质的吸收水平不尽相同。肠道健康和肠道长度也会影响身体对能量的吸收。

切记，卡路里不是全部！一个数字不能定义健康，也不能决定食物的营养质量。如果你一日三餐都吃巧克力布朗尼饼，你的能量摄入可能会在理想范围内，但你并不能获得保持健康所需的所有关键宏量营养素、微量营养素和膳食纤维。

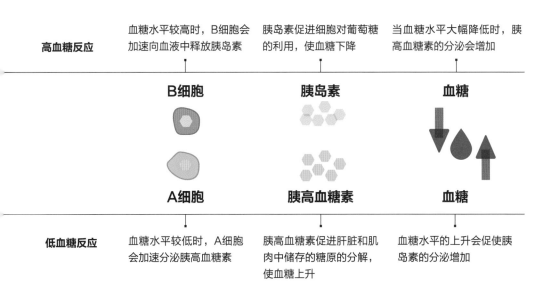

高血糖反应　　血糖水平较高时，B细胞会加速向血液中释放胰岛素　　胰岛素促进细胞对葡萄糖的利用，使血糖下降　　当血糖水平大幅降低时，胰高血糖素的分泌会增加

B细胞　　　　**胰岛素**　　　　**血糖**

A细胞　　　　**胰高血糖素**　　　**血糖**

低血糖反应　　血糖水平较低时，A细胞会加速分泌胰高血糖素　　胰高血糖素促进肝脏和肌肉中储存的糖原的分解，使血糖上升　　血糖水平的上升会促使胰岛素的分泌增加

我是否营养不良？

如果从饮食中获取了足够的营养，就不必担心营养不良。

营养不良的外在原因包括贫困和营养知识匮乏等，内在原因（身体原因）则包括慢性或急性疾病等。例如，65%~75%的克罗恩病患者和高达62%的溃疡性结肠炎患者（见第157页）有营养不良的问题。进食障碍（见第202页）也是营养不良的原因之一。

营养不良在儿童和老年人中最常见，而且女性比男性更容易营养不良。虽然女性的肌肉组织较小，每天需要的能量比男性少25%左右，但男女需要的营养物质的量大致相同，因此女性必须优先考虑营养丰富的食物，尽管这

营养不良的表现

营养不良会大大影响身体健康和生活质量。其表现有：

- 更容易生病
- 伤口愈合较慢
- 更容易跌倒
- 情绪易低落
- 能量水平下降
- 肌肉力量和肌肉质量下降（见下一页）
- 生活质量下降
- 独立进行日常活动的能力下降
- 缺乏多种重要的微量营养素（见第13~15页）

如果你担心自己和家人有营养不良的问题，请咨询医生。

些食物价格通常比较高。孕期和哺乳期女性对营养的需求量也会增加。

儿童营养不良

大多数患病儿童有营养不良的问题。食物不耐受或过敏会影响儿童对营养物质的摄取。此外，小孩子的胃很小，因此他们需要比成人更频繁地进食才能获取一天所需的所有营养物质。父母可能无法考虑周到，从而导致孩子营养不良。身高增长缓慢或体重没有按预期增加都是营养不良的重要迹象，一定要注意这两点。

在与儿童讨论体重时，必须谨慎，甚至经常给儿童称体重也可能导致他们未来与食物的关系不和谐。

营养不良不仅会妨碍儿童的生长，还会导致儿童智力发育不良，出现无法医治的行为障碍，甚至危及生命。

识别营养不良

许多人错误地认为，只有饮食不足才会导致营养不良。事实上，营养不良指的是体内能量和营养物质的严重失衡，包括多种情况。最常见的情况是，身体缺乏某些维持正常生理功能所需的营养物质。另一种情况是，能量摄入（进食）超过了能量消耗（身体活动）。在肥胖导致的营养不良中，尽管肥胖者摄入了大量的高精制碳水化合物类食物、油炸食品和高度加工食品等，但有益于健康的微量营养素往往

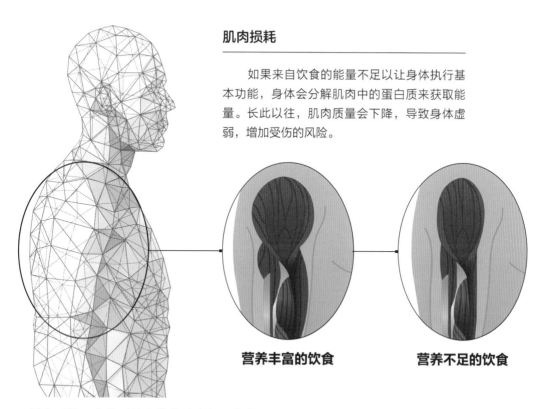

肌肉损耗

如果来自饮食的能量不足以让身体执行基本功能，身体会分解肌肉中的蛋白质来获取能量。长此以往，肌肉质量会下降，导致身体虚弱，增加受伤的风险。

营养丰富的饮食　　**营养不足的饮食**

摄入不足。营养不足和营养过剩都是营养不良的表现，且都对健康有害。

根据世界卫生组织的数据，全球约有19亿成年人超重或肥胖，约有4.62亿人体重偏低。

对身体的影响

缺乏维生素和矿物质是营养不良的常见情况，这会影响许多生理活动，最终影响人正常生活和工作的能力。

在极端饮食不足的情况下，一旦储存的糖原耗尽，身体便会从储存的脂肪和蛋白质中获取能量。身体的脂肪存量过少会导致激素分泌紊乱，女性可能会停经，男性可能会出现晨勃消失。一旦储存的脂肪耗尽，身体会分解蛋白质来获取能量，这会导致肌肉损耗。一些器官的功能也会受到影响。

老年营养不良

在许多情况下，老年人摄入的总能量是足够的，但他们的饮食中高脂、高糖和高盐的食物往往比较多，没有足够的水果、蔬菜和油性鱼类，这可能与根深蒂固的饮食习惯或越来越挑剔的口味有关。老年人的嗅觉和味觉有所衰退，这会导致食欲降低。心理因素（如记忆力衰退或痴呆）也会导致食欲降低，某些身体问题（如吞咽困难）会限制食物的摄入，胃肠道功能的退化会导致营养物质的吸收减少。

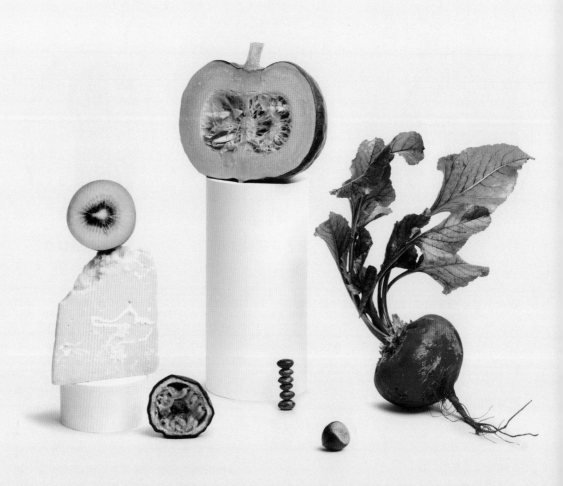

如何才能吃得好？

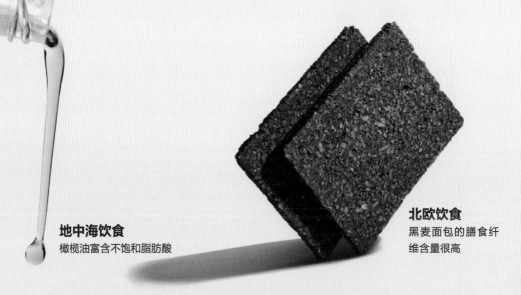

地中海饮食
橄榄油富含不饱和脂肪酸

北欧饮食
黑麦面包的膳食纤
维含量很高

地中海饮食、北欧饮食和日本饮食
能给我们什么启发？

非传染性疾病是现如今人类主要的死亡原因。纵观全球，我们会发现某些地方的人似乎更健康长寿，这可能与他们的饮食方式有关。

———

地中海饮食的兴起得益于健康组织的研究。研究人员发现，意大利南部和希腊等橄榄种植区的老年人很少患慢性疾病，这可能与当地传统的饮食方式有关。地中海饮食的核心是新鲜的时令食品、植物性食物和健康的不饱和脂肪酸。蔬菜、水果、豆类、全麦食品、坚果和橄榄油是地中海饮食的主体，此外这类饮食还包含适量的油性鱼类和家禽，以及少量的红肉、蛋类、酸奶和奶酪。

北欧饮食的兴起是为了应对不断上升的肥胖率，以及呼吁当地人食用本土产的可持续食物。北欧饮食的能量来源主要是富含膳食纤维的植物性食物，蛋白质来源主要是海鱼、湖鱼以及瘦肉，烹饪用油则是富含单不饱和脂肪酸的菜籽油。

日本是全球人均寿命最高、肥胖率最低的国家之一。日本饮食以植物性食物为主，包括叶菜、大豆制品（如豆

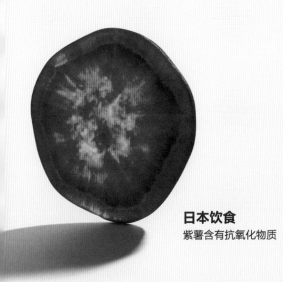

日本饮食
紫薯含有抗氧化物质

腐和味噌）、谷类食品（如米饭和面条）等，鱼类和猪肉是主要的蛋白质来源。日本一些地区因居民长寿而闻名，当地人喜欢用富含膳食纤维的根茎类蔬菜作为主食，并且只食用极少量的鱼类和猪肉。

这些饮食健康吗？

　　心脏健康：各种证据表明，地中海饮食可以降低人们患心血管病的风险。一项具有里程碑意义的研究发现，地中海饮食可以降低心脏病发作次数和中风发生率，以及心血管病的五年致死率。研究表明，北欧饮食与心血管病风险因素（如高血压）的减少相关。日本的心血管病发病率比其他发达国家低，这可能是因为日本居民食用了大量大豆制品，从而增加了体内"好胆固醇"——高密度脂蛋白胆固醇的含量。

　　癌症和糖尿病：研究表明，长期严格遵循地中海饮食可以减少人们患各种癌症（包括乳腺癌、前列腺癌、结直肠癌等）的风险，还可以改善血糖水平，应对2型糖尿病。严格遵循北欧饮食可能会降低2型糖尿病的发病风险，不过这一结论还需要进一步研究的证实。

　　认知健康：尽管还没有研究能确定日本饮食的确切作用，但日本的老年病发病率很低是事实。关于地中海饮食的研究很多，研究人员认为该饮食方式能减缓记忆力和认知能力的下降速度，植物中丰富的抗氧化物质可能会减少与阿尔茨海默病等疾病有关的炎症。

　　想要了解如何将这些饮食方式运用到我们的日常饮食中，请翻至本书第30页。

如何吃得更地中海化、更北欧风、更日式？

根据个人喜好和预算做出微小但可持续的改变是改善饮食方式的最佳方案。那要如何把饮食方式变得更地中海化、更北欧风、更日式呢？

————————

需要吃紫薯吗？

食用紫薯（或是海藻、苦瓜这样的食物，它们也是日式饮食的代表食物）对身体有益。不过，最好是将紫薯作为多样化饮食的一员，再选择一些其他的优质食物。例如，浆果和甘蓝的膳食纤维含量很高，蓝莓和黑莓的花青素含量很高，我们可以适当多摄入一些这类食物。

菜籽油、橄榄油，哪个更健康？

因为关于地中海饮食的研究很多，橄榄油的声誉远超菜籽油。然而，二者都含有单不饱和脂肪酸，都对心脏健康有益。菜籽油含有的ω–3、ω–6和ω–9多不饱和脂肪酸对大脑、心脏和关节功能有益。而橄榄油，尤其是特级初榨橄榄油含有较多的抗氧化物质多酚。菜籽油在较高温度下也能保持抗氧化特性和风味。两种油的能量都很高，例如，一汤匙橄榄油的能量约为501千焦。

要多吃坚果和种子类食物吗？

坚果和种子类食物在地中海饮食和北欧饮食中都占据重要地位，它们含有大量的单不饱和脂肪酸和蛋白质，也是膳食纤维和维生素的来源。它们含有的营养物质各不相同，例如：碧根果富含B族维生素，杏仁富含钙，这两种坚果是不错的选择；而巴西坚果、夏威夷果和腰果的饱和脂肪酸含量会多一些。总的来说，它们是健康的零食，可以作为早餐麦片、沙拉或蔬菜上的点缀。由于它们脂肪含量较高，一次吃一个手掌大小的量就够了。如果可以的话，尽量选择生的和无盐的类型。

保持变化

虽然有证据表明一些饮食习惯能够使人们保持健康，但这到底是归功于特定的元素还是整体的饮食方式，目前尚不明确。因此没有一种饮食是完美的，饮食的多样性和平衡性可能更重要。

三种饮食的共同点

三种饮食都是主要以大量不同种类的蔬菜为基础。

| 蔬菜和水果 | 全麦 | 豆类 | 非油性和油性鱼类 | 家禽 | 健康油类 |

地中海式

大量摄入
蔬菜，豆类（包括鹰嘴豆、蚕豆和小扁豆等），全麦食品（包括全麦意大利面），坚果和种子类

适量摄入
鱼类（尤其是油性鱼类），家禽，橄榄油，水果

少量摄入
蛋类，红肉，加工肉类，酸奶、奶酪

精华
橄榄油（特级初榨橄榄油质量最好）

要点
规则简单，而且食物组合已被证明对健康有益

北欧式

大量摄入
本地蔬菜（特别是甘蓝、豌豆和根茎类蔬菜），本地水果，全麦食品（黑麦面包、燕麦和大麦等），坚果和种子类

适量摄入
海鱼或湖鱼，包括油性鱼类（鲱鱼、鲭鱼、鲑鱼等）；低脂乳制品；菜籽油

少量摄入
红肉，家禽，蛋类，奶酪

精华
菜籽油（冷榨的质量最好）

要点
一些根茎类蔬菜，如土豆、萝卜和欧防风（别名欧洲萝卜），它们含有大量的淀粉

日式

大量摄入
本地蔬菜（包括紫薯和甘薯、秋葵、苦瓜、甘蓝、海带、竹笋等）

适量摄入
米饭，面条，大豆类食品（包括豆腐和味噌）

少量摄入
鱼等海产品，猪肉

精华
紫薯

要点
该饮食方式的主要特点是高纤维、低蛋白，缺少一些有营养的食物，如水果和蛋类

健康饮食的原则是什么？

实现健康饮食的最佳方式淹没在大量信息和理论中，让我们无从下手。其实原则很简单："盘中餐"要多样且均衡。

———

健康饮食的标准不是一成不变的，我们的饮食必须能满足身体对能量的需求，顺应我们的生活方式、信仰和喜好等。"平衡膳食餐盘"（英国版）是行之有效的指南，可以告诉我们用餐时应尽量摄入的食物类型和比例。将其运用到日常生活中，便可以将饮食变得多样化、有营养。

并非每一餐都必须达到下面列出的目标，只要能在一天或一周（每天的平均量）的时间内达到目标即可。一个健康的成年人的饮食应该包含五个关键食物组中的碳水化合物、蛋白质和脂肪。水分也很重要，它有助于营养素的吸收，还能带来饱腹感。

平衡膳食餐盘里有什么？

· **淀粉类食物**（如米饭、意大利面、土豆、斯佩尔特小麦和大麦等）应成为饮食的基础，约占三分之一的比例。尽可能选择高纤维的全谷物，少加或不加盐和糖。

· **蔬菜和水果**在饮食中的重要性不言而

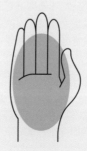

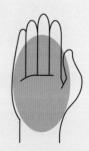

一日良餐

尽量每天都吃到这几类食物，偶尔吃少量的高脂肪、高糖或高盐食物。这里给出的食物份量是成年女性一日的份量，具体需求量因人而异，我们可以简单地用自己的手掌来估量一下。

5份以上
水果和蔬菜

1份
=1把/80克/满满3~4甜品勺煮熟的菠菜/青豆
=1个中等大小的土豆
=1个中等大小的苹果/橙子/香蕉
=150毫升果汁（最大量）

3~4份
淀粉类食物

1份
=2把大米/意大利面/粗粮（少于4份）
=1个拳头大小的烤土豆
=2片面包

喻，每天应吃5份或5份以上。可以选择新鲜的、冷冻的、干的和罐装的（汁水中未添加盐或糖），尽量提升蔬菜和水果在饮食中的比例，并定期改变搭配组合。

· 富含蛋白质的食物包括干豆类（如芸豆、小扁豆和鹰嘴豆）、藜麦、大豆制品（豆腐、丹贝等）、坚果、蛋类、鱼类和肉类等。尽量不吃加工肉和红肉（见第60~61页）。

· 乳品是许多营养素（如钙和磷）的优质来源。常见的乳品有硬奶酪、软奶酪、酸奶和牛奶。

6~8
杯水/天

最好是白开水或无糖饮料，茶和咖啡也算。

· 富含不饱和脂肪酸的橄榄油、菜籽油等对身体有益，但应适量食用。

素食人群

大原则不变，但是要格外注意广泛摄取蛋白质，因为大多数植物性蛋白质是不完全蛋白质，缺乏某些必需氨基酸。（见第120~121页）

可以选择乳品替代品（如不加糖的钙强化大豆饮料），增加一些含ω-3脂肪酸的健康食物（如核桃和亚麻籽粉）。此外，素食者可能还需要补充某些营养物质，如维生素D、维生素B_{12}和铁。（见第122~123页）

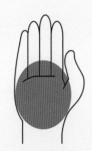

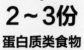

2~3份
蛋白质类食物

1份
=半块三文鱼/鸡肉/牛排
=120克熟豆子
=20克/手掌大小的量的坚果和种子类
=80克豆腐

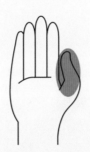

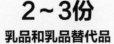

2~3份
乳品和乳品替代品

1份
=30克/2块拇指大小的奶酪
=200毫升半脱脂牛奶或不加糖的乳品替代品（麦片125毫升即可）
=120克低脂酸奶

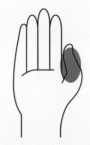

少量
脂肪类食物

烹饪一餐用1小勺（10毫升）

要少吃肉多吃鱼吗？

相比鱼类，英国人更倾向于把肉类作为主要的蛋白质来源，大多数美国人鱼类的摄入量也比膳食指南推荐的要少。不过，鱼类好处多多，应当多吃一些，无论它们是新鲜的、罐装的还是冷冻的。

———

鱼类和贝类是蛋白质的重要来源，脂肪含量又比许多肉类少，每100克鱼类或贝类（可食部）通常能提供13～20克蛋白质，这大约是许多成年人每日蛋白质推荐摄入量的三分之一。

食用鱼类，尤其是沙丁鱼、鲑鱼、鳟鱼和鲭鱼这样的油性鱼类，也是获得二十碳五烯酸（EPA）和二十二碳六烯酸（DHA）这两种有益脂肪酸的好方法。油性鱼类的脂肪酸含量比白鱼和贝类（其中一些含有少量的 ω-3脂肪酸）高，且主要是健康的多不饱和脂肪酸。EPA和DHA可以改善心血管功能和认知能力。研究表明，吃油性鱼类较多的人拥有更多的灰质。灰质是大脑的重要功能组织，有助于记忆。

一些油性鱼类也是维生素D为数不多的食物来源之一。（见第130～131页）

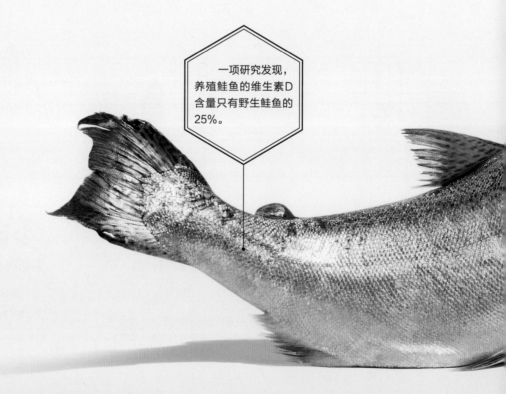

一项研究发现，养殖鲑鱼的维生素D含量只有野生鲑鱼的25%。

遵循定期食用鱼类的饮食方式，如地中海饮食，通常可以降低肥胖的风险。一项针对美国4万多名男性的研究显示，每周食用超过一份鱼类的人患心脏病的风险降低了15%。英国的健康指南建议人们每周至少吃两份鱼类，其中一份是油性鱼类（男孩不要超过四份，女孩以及孕期、哺乳期或备孕的妇女不要超过两份）。指南还建议人们不要经常吃多宝鱼和褐色蟹肉等海产品，因为有摄入污染物的风险。

购买和烹调

冷冻鱼和罐装鱼与新鲜的鱼一样有营养。尽量选择水浸鱼罐头，因为盐水浸鱼罐头含有大量的盐，而油浸鱼罐头则可能会使 ω−3脂肪酸溶于油中。烹

饪时鱼会吸收所用的油，特别是非油性鱼。高温油炸会破坏 ω−3脂肪酸，烘烤、蒸煮等烹饪方式有助于营养成分的保存。可持续性饮食也是要考虑的因素。（见第116～119页）

海产品营养补充剂怎么样？

虽然鱼油不能替代平衡膳食中的鱼类，但对不吃鱼的人来说鱼油还是有益的。不过，鱼油可能含有重金属，而且因为鱼是通过吃海藻获取 ω−3脂肪酸的，所以海藻油可能是更好的选择。磷虾油是从甲壳类动物中提取的，富含EPA和DHA。鱼肝油含有大量的维生素A，孕妇摄入过量的维生素A会增加胎儿畸形的风险，而且研究显示，长期过量食用维生素A会导致骨骼变弱。

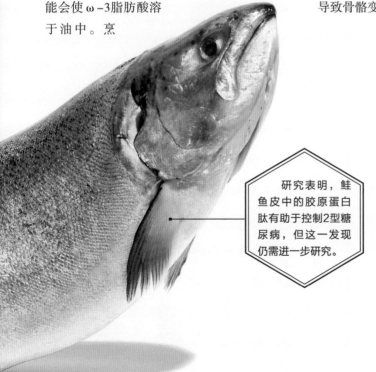

研究表明，鲑鱼皮中的胶原蛋白肽有助于控制2型糖尿病，但这一发现仍需进一步研究。

多少为一份？

年龄不同，一份鱼的量也不同。

18月龄至3岁
1～3汤匙

4～6岁
2～4汤匙

7～11岁
3～5汤匙

12岁以上及成人
140克

为何豆科植物对我们有益?

豆科植物在满足人们味蕾的同时还能提供各种营养物质。它们富含微量营养素和膳食纤维，尤其是干豆类，是经济又实惠的植物性蛋白质来源。

豆科植物的叶子、茎、豆荚或种子通常都可以食用。我们吃得较多的是整个豆荚（如芸豆、甜豆）或豆荚中的种子（新鲜的豌豆、蚕豆或干豆）。这两者的饱和脂肪酸含量都很低，并且含有宝贵的营养成分。

有充足的证据表明，大豆和小扁豆可以降低人们患心血管病、肥胖症、糖尿病和癌症的风险。它们含有益生元（见第44~45页）以及膳食纤维（见第10~11页）。临床试验显示，每天吃25~29克膳食纤维可以改善健康。

干豆类

豆类干燥的种子就是干豆，包括小扁豆、鹰嘴豆、博罗特豆、大豆等。这些生机勃勃的种子所含的必需氨基酸（见第7页）数量不一。一份100克的红扁豆或鹰嘴豆可以提供7.5~8.5克蛋白质，这个量占人体每日蛋白质需求量的比重很大。靠吃豆类来获取更多蛋白质不仅可以省钱，也能补充大量有益的膳食纤维。每100克大豆通常含有约8克膳食纤维，这几乎是我们每日膳食纤维需求量的三分之一。

鲜豆类

吃芸豆等豆类蔬菜也很有好处，因为它们含有其他一些重要的营养成分。很多研究表明，我们应该尽量在饮食中加入更多的豆类蔬菜。因此，争取多吃一些芸豆、红花菜豆吧。

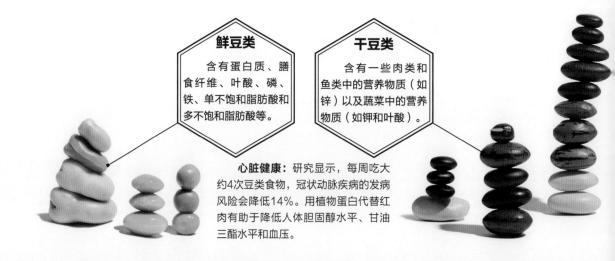

鲜豆类
含有蛋白质、膳食纤维、叶酸、磷、铁、单不饱和脂肪酸和多不饱和脂肪酸等。

干豆类
含有一些肉类和鱼类中的营养物质（如锌）以及蔬菜中的营养物质（如钾和叶酸）。

心脏健康： 研究显示，每周吃大约4次豆类食物，冠状动脉疾病的发病风险会降低14%。用植物蛋白代替红肉有助于降低人体胆固醇水平、甘油三酯水平和血压。

为何全谷物对我们有益？

全世界的人每年都会食用大量的谷类作物，如大麦、燕麦、大米、小麦等。我们吃的是这些作物的种子，即谷物。全谷物则是指含有胚乳、胚芽和皮层的谷物。

外层麸皮

多层可食用麸皮

胚乳

胚芽

在精加工过程中，小麦的麸皮和胚芽被去除，从而制成精白面，这些精白面可用于制作面包或蛋糕。然而，麸皮和胚芽中含有许多营养物质。虽然精制谷物能快速提供能量，但全谷物的营养价值要比精制谷物高出约75%。

全谷物富含膳食纤维、B族维生素、ω-3脂肪酸、蛋白质以及许多抗氧化物质和植物化学物（如植酸）。经常食用全谷物可以改善肠道和心脏健康，预防癌症、糖尿病和肥胖症。调查显示，大约有95%的成年人没有摄入足够的全谷物，约有33%的成年人几乎是零摄入。

全谷物

包括菰米和糙米、全燕麦和黑麦、藜麦、玉米、翡麦、高粱、苔麸等。

食用更多全谷物食品

在许多情况下，你可以用全谷物代替精制谷物，比如用全麦面包代替白面包，用糙米代替白米。试着用全谷物（比如荞麦、斯佩尔特小麦或大麦）来做咖喱饭吧。

燕麦也很有营养。可以尝试在早餐时多喝燕麦粥，将燕麦棒作为零食。

可以时不时地尝试用全谷物食品来开发新菜。有些全谷物比较甜，如法罗小麦；有些则是主菜的最佳配菜，如藜麦和布格麦食[1]。网络上有无数奇妙的美食创意，我们可以参考并开发新吃法。

1.小麦碎粒。

应该自己动手做饭吗?

做饭似乎是一件苦差事,尤其是在生活已经很忙碌的时候。做饭是否值得我们花费额外的时间和精力,还有,自己做饭是否像许多人所想的那样花销更高?

———————

自己准备食材并做饭对健康大有裨益,因为这意味着我们可以掌控餐食中糖、油和盐(分别见第56、58和62页)的比例。许多高度加工的食品(见第50~51页),特别是即食食品和外卖,其烹饪过程往往使用了大量的油或黄油,还添加了大量盐来调味,更不用说那些用来激发食欲的糖了。自己做饭时,我们还可以选择更多营养丰富的食材。例如,用全谷物代替精制谷物(比如用糙米代替精白米)。

家庭烹饪与健康

大量研究证实了自己准备食材、自己做饭的好处。2017年的一项研究发现,与

烹饪方式很重要

以土豆为例。土豆富含钾、维生素B_6和维生素C等微量营养素。烹制土豆的方法会大大影响其营养含量及营养损失(以下营养素含量为每100克食物的含量)。

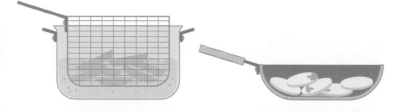

用葵花油油炸	用橄榄油爆炒	用橄榄油煎
蛋白质:3.2克 碳水化合物:36.6克 脂肪:14.5克	蛋白质:2.6克 碳水化合物:23.3克 脂肪:7克	蛋白质:3克 碳水化合物:26克 脂肪:4.5克

在油炸过程中,脂肪会渗透到土豆内。油炸土豆的能量可能是煮土豆或烤土豆的2~3倍。

爆炒对土豆的蛋白质或矿物质含量几乎没有影响,还保留了维生素C,并能促使抗性淀粉生成,从而提高膳食纤维含量。

用这种烹饪方式烹制的土豆的能量比其他大多数烹饪方式要多,但这种方式比油炸要健康。

每周吃家常菜不到三次的人相比，每周吃家常菜五次以上的人身体质量指数（BMI）达到超重的可能性要低28%，而且他们还摄入了更多的水果和蔬菜。研究还表明，烹饪可以提升自信，改善情绪，尽管这些在个体研究时还需要考虑许多其他因素。烹饪带来的独立感、自信感以及社交机会，能够解决诸多心理健康方面的问题。

经济高效的烹饪

购买肉类和鱼类等新鲜食材自行烹饪，可以比购买即食食品和外卖更省钱。请牢记这些小贴士：

· 少吃肉，多选择炖菜、汤和咖喱，搭配富含蛋白质的罐装豆类以及富含膳食纤维的全麦面食和糙米。

· 把平时一顿的肉量分成两顿的。例如，可以在肉馅中加入胡萝卜末、西葫芦末或切碎的蘑菇。散装的蔬菜通常比较便宜。

· 把新鲜的鱼换成便宜的冷冻鱼或鱼罐头，最好是水浸鱼罐头。冷冻鱼的营养成分和新鲜鱼的一样多。还有许多食材也是如此。

· 和朋友一起购物，共享拼单满减的折扣和临期特价商品的优惠。把大包的肉或鱼分成几份，然后冷冻起来。

· 在采购食材之前，先列一个购物清单，并清点橱柜里已经有的食材。

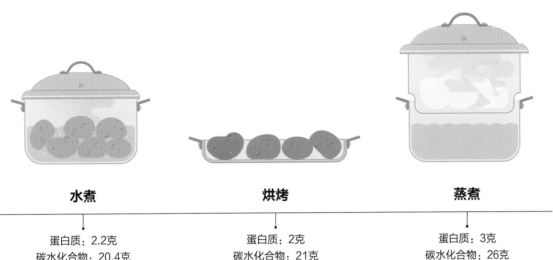

水煮

蛋白质：2.2克
碳水化合物：20.4克
脂肪：0.1克

带皮水煮可以大大减少土豆中水溶性微量营养素（如维生素B_6和维生素B_{12}）在烹饪过程中的损失。

烘烤

蛋白质：2克
碳水化合物：21克
脂肪：0.1克

烘烤的土豆脂肪含量很少。带皮烘烤是保留食物营养成分的最佳方法之一。

蒸煮

蛋白质：3克
碳水化合物：26克
脂肪：0.1克

蒸煮可以最大限度地保留土豆的营养成分。新鲜土豆尤其适合蒸煮，因为新鲜土豆中含有大量水溶性的维生素C。

何为肠道健康？它为何重要？

保持肠道健康不仅仅有益于消化。科学家们正在逐步揭示肠道细菌对人体健康的更多影响，目前的研究发现，它们甚至能影响心理健康。

————

我们往往将细菌与感染联系在一起，但肠道中的大多数细菌实际上是有益的。细菌与少量真菌、原生动物、病毒等一起构成了肠道微生物群——一个主要存在于结肠中的由约100万亿微生物组成的生态系统。肠道细菌有500～1000种，菌群组成因人而异，并且会随着我们的年龄增长而变化。研究表明，保持有益菌的平衡是保持肠道健康的关键。

除了消化食物外，肠道细菌还有许多重要功能。例如：它们能帮助肠道吸收食物中的矿物质；能促进维生素K（有助于血液凝固）等维生素的合成；能分解膳食纤维；能释放对人体有益的成分，如有助于增强肠屏障功能的丁酸盐，以及有助于调节血糖水平和食欲的丙酸盐。

对健康的广泛影响

研究人员发现，患有炎性肠病——克罗恩病和溃疡性结肠炎的人肠道中有益菌种类较少且占比较低。此外，他们还观察到，患有肥胖症、糖尿病、某些类型的湿疹和关节炎的人肠道菌群多样性也较差。肠道菌群失调（肠道菌群种类和数量的失衡）已被证明会导致代谢综合征、过敏、结直肠癌和阿尔茨海默病。健康的肠道对免疫系统也有益：大约70%的免疫功能相关细胞位于肠道中。有益菌能阻碍有害菌在肠道中的生长，对激活新的免疫细胞（见第128～129页）也有帮助。

肠道健康能影响情绪吗？

众所周知，情绪会影响胃肠道功能，因为压力会引起肠胃不适，但实际上，饮食也可能对我们的大脑和情绪产生影响。科学家最近开始探索肠道细菌影响大脑的机制，以及肠道健康如何影响情绪。一些研究发现，抑郁症患者体内的微生物组成与普通人的有所不同。2019年，科学家发现抑郁症参试者肠道菌群中长期缺乏两种特定类型的肠道细菌（粪球菌属和小杆菌属）。

发酵不适

肠道细菌分解食物中的膳食纤维的过程叫作发酵。

这个过程会产生氢气和甲烷等气体，这是正常现象，表明肠道正在有效地运作。然而，患有功能性肠道疾病（如肠易激综合征）的人对此反应比较大，因为他们的肠道更加敏感，所以他们会感到腹胀或腹痛。

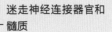

脑干的中缝核中产生影响情绪的5-羟色胺

迷走神经连接器官和髓质

神经递质

让大脑和身体进行交流，并激起或抑制感觉的化学物质。

5-羟色胺是一种神经递质，有助于饱腹感的产生，可控制食欲。它还能影响情绪。

迷走神经

这条神经直接连接大脑和肠道自身的神经细胞，并双向发送信号。

它是大脑和众多器官之间的主要沟通渠道，功能包括调节心率、消化功能，抗炎以及放松情绪。

免疫系统

肠道是身体内部接触许多外来病原体（如病毒）的主要场所。

肠道细菌能促进抗感染的特定细胞的生成，人们认为这些细胞可能通过血液或淋巴运输，并与中枢神经系统相互作用。

肠道内壁的神经细胞控制消化和排泄

肠道黏膜是免疫活动一个重要的发生场所

迷走神经的另一个端点在结肠中

肠-脑轴

科学家们现在知道，肠道和大脑之间存在着持续的双向交流，这种交流借助迷走神经、免疫系统的细胞以及释放到血液中的化学物质等进行。

如何增加肠道菌群的多样性？

肠道菌群的多样性是肠道功能保持正常的关键。尽管我们的肠道菌群在婴儿期就已形成，但是，我们仍然能够通过饮食增加肠道有益菌的数量。

我们的肠道菌群在出生后到三岁左右这段时间形成。其中的大多数菌株来自母亲的产道（自然分娩）或医院的环境（剖宫产），喂养方式的不同也会给肠道菌群带来不同的变化。接下来，婴儿会从所处的环境、身边的人和饮食中获得细菌。菌群形成后，生活方式、压力水平和饮食等仍然会导致它们发生变化，从而改善或威胁健康。例如，双歧杆菌和乳杆菌属的一些菌株可以预防有害菌失控。

多样性很重要

一个国际肠道菌群研究项目在对数千名志愿者的数据进行分析后发现，菌群多样性与我们吃了多少不同种类的植物有关。研究人员发现，每周吃30多种植物性食物有助于体内多种短链脂肪酸的产生，这些成分有助于保护肠道健康和增强免疫力。

经证实，食用大量膳食纤维可以提高肠道菌群多样性，而膳食纤维摄入量过少则会导致菌群多样性降低。除了蔬菜，全谷物食品（如燕麦、糙米）、坚果和种子类都是优质的膳食纤维来源。英国健康指南建议健康的成年人每天从不同的食物中摄取30克膳食纤维。许多食物有刺激有益菌生长的"益生元"效果。天然发酵的益生菌食品（如开菲尔）对维持肠道菌群多样性有帮助，例如，发酵食品中含有大多

数种类的乳杆菌。（见第44～45页）

一些研究发现，传统的西方饮食——高动物蛋白、高脂肪、低纤维——会使肠道中有益的双歧杆菌数量以及细菌总数明显减少。一些人还注意到，虽然饮食方式的改变可以迅速改变肠道菌群平衡，但只有长期坚持才能使菌群多样性发生重大变化。

药物

过度使用药物，特别是抗生素，会减少肠道中有益菌的数量。一项研究发现，在测试的900种抗生素药物中，有超过25%的抗生素对肠道菌群的生长有潜在破坏性。益生菌有助于肠道中有益菌的增加，有证据表明，使用抗生素后服用益生菌可以预防抗生素引起的腹泻。

粪便移植

这是一种运用健康人捐赠的粪便的细菌疗法。

该疗法将经过处理的健康人的粪便液置入患者的结肠中，以重建他们的肠道菌群平衡。这是一项仍在发展的项目，但2016年的一项研究发现，针对肠易激综合征患者的试验成功率在33%～75%不等。虽然研究还在进行，但一些研究表明它可能是治疗复发性艰难梭菌感染的有效方法。

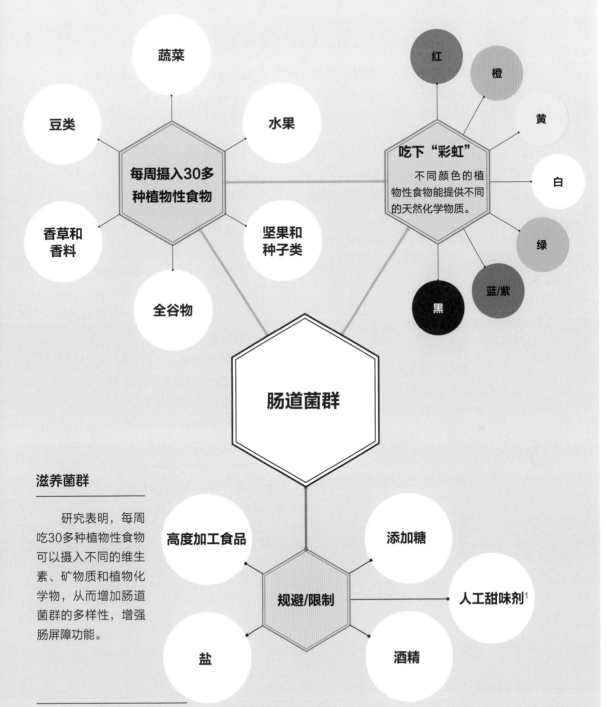

蔬菜

豆类

水果

红

橙

黄

每周摄入30多种植物性食物

吃下"彩虹"

不同颜色的植物性食物能提供不同的天然化学物质。

白

香草和香料

坚果和种子类

绿

全谷物

蓝/紫

黑

肠道菌群

滋养菌群

研究表明，每周吃30多种植物性食物可以摄入不同的维生素、矿物质和植物化学物，从而增加肠道菌群的多样性，增强肠屏障功能。

高度加工食品

添加糖

人工甜味剂[1]

规避/限制

盐

酒精

1. 动物研究表明，这类成分可能会扰乱肠道菌群平衡。

益生元还是益生菌？

如今，每天补充益生元或益生菌来保护肠道健康的理念非常流行，预计到2024年，仅益生菌补充剂的销售额就将达到650亿美元。事情果真如此简单吗？

———————

益生菌是一种活菌制剂，可以直接增加肠道中有益菌的数量。而益生元则可以促进现有肠道细菌的生长，使它们充满活力并正常工作。

一些发酵食品和饮料中含有益生菌，例如特殊配方的益生菌饮料、酸奶和含特定的"友好"菌种（通常是乳杆菌和双歧杆菌）的补充剂。

关于益生菌的效果，一直有一个绕不开的问题：多少微生物能通过胃酸的考验，完好地到达结肠并在那里安家落户？而且，活菌会在罐装或巴氏消毒等热加工过程中被破坏。此外，关于身体需要摄入多少益生菌才能获益也没有明确的说法。在英国，益生菌产品属于食品，而不是药品，它们的标签是"含活菌"或"含细菌培养物"，而不是"益生菌"，因为其中的细菌数量无法保证。

有何益处

研究表明，当肠道菌群失衡时，益生菌便会发挥作用。例如，益生菌可以缓解由感染或使用抗生素引起的腹泻。有研究发现，某些类型的细菌菌株可以减轻肠易激综合征的症状，特别是腹胀。另外一项研究表明，每周吃1～5次发酵食品可以引起肠道菌群细微的变化。不过，一般来说，健康人群不需要服用益生菌补充剂。

益生元食物的重要作用是刺激有益菌的生长，促进食物中部分膳食纤维的分解，从而产生能够保护肠道的短链脂肪酸。一些研究表明，吃一种叫作菊粉的膳食纤维有助于强化肠道的黏液屏障和预防炎症。最好逐步增加益生元食物的摄入量，以免发生腹胀。

益生元		水果	蔬菜	其他
许多含有益生元的天然食物和饮料也能提供各种维生素、矿物质和植物化学物。	膳食纤维	苹果 棕枣 西梅 杧果 梨子 西柚 杏	韭菜 大蒜 豆类蔬菜 菊芋 菊苣根 芦笋 洋葱	麦麸 腰果 开心果 印度香料茶 茴香茶

洋葱含有不同类型的膳食纤维，膳食纤维在结肠中可转化为有益的短链脂肪酸。

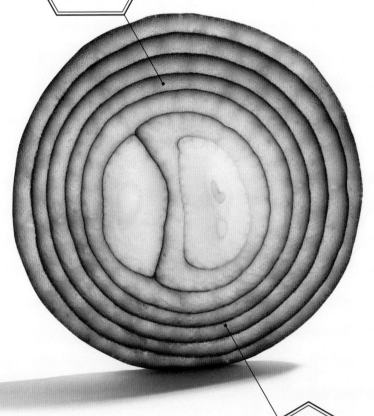

生食有益：为了获取更多益生元，要尽可能生吃洋葱和大蒜。

葱蒜类

除了含有益生元外，洋葱、韭菜和大蒜也含有丰富的抗氧化物质。

益生菌

乳酸菌是常用的益生菌，它们以食物中的淀粉或糖为食并产生乳酸。

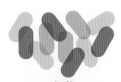

细菌

酸奶

酸奶是由牛奶经细菌发酵制成的，为了获得有效的益生菌，请选择含活菌的无糖酸奶。

开菲尔

这种发酵乳含有效的益生菌，可以自己在家用牛奶和可重复使用的开菲尔粒制作。

德国酸菜

这种酸菜是将甘蓝用天然乳酸菌发酵制成的，是膳食纤维的优质来源。

韩国泡菜

泡菜是韩国人经常食用的配菜，由白菜或其他蔬菜经细菌发酵而成，通常会加入辣椒和大蒜调味。

康普茶

是甜茶经细菌和酵母培养物发酵而成的。

不合理饮食的要素有哪些？

不合理饮食是指没有摄入足够的关键营养素以维持身体的健康状态，或者未能维持身体能量需求与食欲间平衡的饮食。长期饮食不合理还会威胁生命安全。

———————

饱和脂肪、盐和糖摄入过量是不合理饮食的一个关键特征。根据英国健康指南，不合理饮食意味着每天的盐摄入量超过6克，添加糖摄入量超过30克，饱和脂肪摄入量超过20克（女性）或30克（男性）。即食食品和外卖是饱和脂肪、盐、糖含量超标的"重灾区"，不过它们只是引起盐分摄入超标的因素之一。在健康的炒菜中加入一汤匙酱油，其盐含量便会增加2克左右。

没有摄入足够的营养丰富的食物也属于不合理饮食。2017年，一项关于饮食和死亡率关系的全球性研究发现，只吃少量健康食物（如全麦食品、水果、蔬菜、坚果和种子类）的人比经常吃高盐、高糖、含反式脂肪酸食物，但摄入的食物种类丰富的人死亡率更高。在美国和西欧，全谷物摄入量低是唯一一个与大多数死亡相关的饮食因素。当然，有多种因素会导致健康状况变差，不过饮食是大多数人可以掌控的一个因素。

对健康的影响

该研究同时发现，全世界约五分之一死亡人口的死因与不合理饮食有关，其中心血管病是导致死亡的最主要原因。

不合理饮食会导致体重增加。2015年，英国有近三分之二的成年人体重超过健康体重（该群体中有一半的人患有肥胖症），10～11岁儿童中体重超过健康体重的人数约占三分之一。在美国，约有四分之三的成年人超重或肥胖，超过一半的人至少患有一种与饮食相关的慢性病。肥胖的人患结肠癌的可能性会增加三倍，患2型糖尿病的可能性会增加五倍。世界卫生组织希望到2025年，全球成年人的平均盐摄入量可以减少30%，以减少公众患心脏病、高血压、中风等疾病的风险，因为摄入过量的盐会导致血压升高。（见第62～63页）

需要减少能量摄入吗？

在英国，成年人每日能量推荐摄入量为女性2000千卡（约8360千焦），男性2500千卡（约10450千焦）。长期过量摄入能量可能会导致体脂含量超标，并增加2型糖尿病、心脏病和一些癌症的发病风险。不过，偶尔摄入超过身体所需的能量不太会影响健康。与其盯着能量摄入，不如多想想你在日常饮食中是否摄入了种类足够丰富的食物，并关注饮食的整体质量。

健康饮食小窍门

　　不必机械地放弃你喜欢的食物，但要注意那些高盐、高糖、高脂肪、低膳食纤维或低蛋白的食物。做一些简单的改变就可以提高一餐饭的潜在营养价值，还能让你吃得满足。

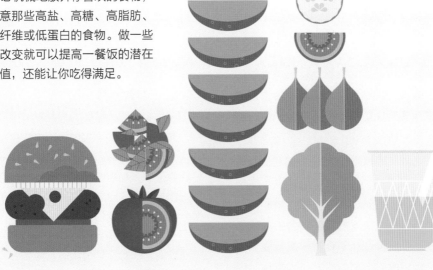

小面包

- ✔ 全麦面包（每100克约含3.4克膳食纤维）
- ✘ 白面包（每100克约含1.1克膳食纤维）

汉堡

- ✔ 素食豆汉堡（每100克约含1.2克饱和脂肪）
- ✘ 牛肉汉堡（每100克约含11.6克饱和脂肪）

烘烤、油炸食品

- ✔ 烤甘薯（每份约含3.7克脂肪）
- ✘ 炸薯条（每份约含6.6克脂肪）

蘸酱

- ✔ 自制莎莎酱（每份约含0.1克糖）
- ✘ 番茄酱（每份约含3.4克糖）

配菜

- ✔ 菠菜洋葱番茄沙拉的微量营养素含量高于普通生菜

饮料

- ✔ 甜气泡水（每100毫升约含4.7克糖）
- ✘ 含糖饮料（每100毫升约含10.6克糖）

份量增加　十年间，一个普通松饼的量从 **85克** 增加到 **130克**。

为何有那么多人饮食不合理？

人们饮食不合理的原因是复杂的，而且往往相互关联，获得各种食物的能力不足、缺乏这方面的知识、心理因素等都存在。

缺乏食物方面的知识，以及与食物的关系不健康，是导致饮食不合理的主要原因。给难过的孩子吃甜食可能会让他与甜食建立某种情感关联，他成年后便更有可能通过吃甜食来缓解压力或焦虑。一些研究表明，某些食物会刺激大脑的奖励中心，尤其是高脂肪、高碳水化合物和高盐的食物。为了确认人们对某种食物的成瘾情况，耶鲁大学设计了食物成瘾量表，不过关于食物成瘾方面的研究尚存争议，因为某些研究结果相互矛盾。但有证据表明，食物越美味，人们就越会为了愉悦感而进食，这叫作"享乐型"饮食。食品生产商设计了薯片和冰激凌这样有特殊口感和质地的食物，就是为了让人们越吃越想吃。

便利性和负担能力

一份报告指出，英国约五分之一的贫困家庭需要花费可支配收入的40%左右才能吃到健康的食物，而富有家庭只需要花费8%左右。其他经济因素还有报价和广

学会说"不"

你是否曾在吃饱后继续进食？

尽管根本原因尚不明确，但我们在与他人一起吃饭时似乎更容易吃多。一些研究显示，与朋友和家人一起吃饭会吃得格外多，这可能是因为与他人聊天会分散我们对食物的注意力，或者是在聚餐时，吃得更多会更合群。一项研究综述表明，在社交场合吃的食物可能会比独自用餐时多出三分之一到一半。

告。2019年，英国食品行业在甜味和咸味零食上的广告支出约为1.11亿英镑，而在水果和蔬菜上的广告支出约为1600万英镑。数百万人还生活在"食物荒漠"地区或者购买健康食品不方便的地区。外卖店的数量似乎与地区的贫困度高度相关。有报道称有些儿童会在放学回家的路上购买加工食品。据预测，2020年出生的英国儿童中有一半将患有与饮食方式有关的疾病，他们的生活质量将因此受到影响。

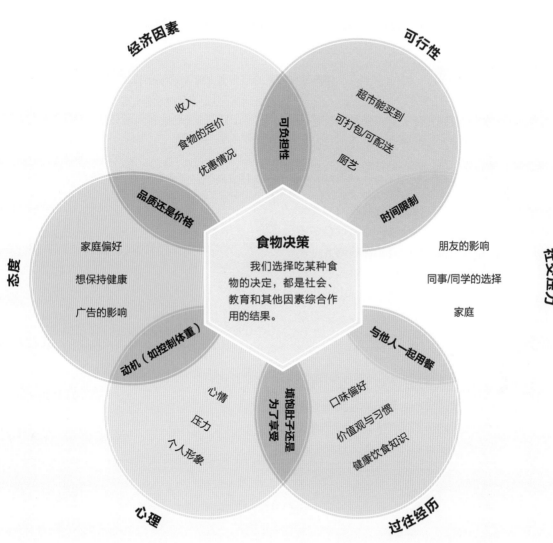

经济因素

可行性

收入
食物的定价
优惠情况

可负担性

超市能买到
可打包/可配送
厨艺

时间限制

品质还是价格

态度

家庭偏好
想保持健康
广告的影响

食物决策

我们选择吃某种食物的决定，都是社会、教育和其他因素综合作用的结果。

朋友的影响
同事/同学的选择
家庭

社交压力

动机（如控制体重）

与他人一起用餐

心情
压力
个人形象

填饱肚子还是为了享受

口味偏好
价值观与习惯
健康饮食知识

心理

过往经历

要避开加工食品吗？

加工食品能成为现代饮食的一个重要部分是有充分理由的：它往往比新鲜食品便宜，且种类丰富，吃起来也更方便。但加工食品并非生而"平等"，了解它们的区别很重要。

加工食品并非就是劣质食品或不健康食品。有时候，将一些营养丰富的食物（如蔬菜、鱼类、牛奶或全谷物）进行加工，只是为了方便保存。例如，将新鲜采摘的食物立即冷冻后再运往商店，可以使它们在经历"长途跋涉"后营养价值仍然接近峰值。

同样，将鱼做成罐头可以保留鱼的大部分蛋白质，将水果和蔬菜做成罐头也可以很好地保留它们的膳食纤维。但用糖水浸泡的去皮水果与完整的鲜果相比，膳食纤维含量降低，糖分含量升高，因此要选择水浸水果罐头。购买豆子罐头时要选择水浸豆子罐头，不要选酱制或盐水豆子罐头。

某些食物经过加工后，其原本的味道或质地已经改变，还可能加入了添加剂以延长保质期。即便如此，全麦面包、燕麦片、酸菜和番茄酱之类的食品仍然是符合健康饮食标准的食品。有些食物经过强化后，其在加工过程中损失的维生素或矿物质得到了弥补；有些食物经过强化后可以为素食者补充营养。

高度加工食品

要实现健康饮食，我们应该限制高度加工食品的摄入。这类食物往往成分有改变，还含有添加剂，比如许多糖果、薯片、烘焙食品和速食。与天然食物相比，高度加工食品的膳食纤维含量少之又少，这使得它们更容易被消化；而添加的盐、糖和脂肪又使它们非常可口。所以这些食物具有成瘾性，其背后的机制就包含糖对大脑奖励中心的刺激。

据说，美国人日均能量摄入量的近60%来自高度加工食品。有证据显示，高度加工食品销售量的上升和肥胖率的上升相关（尽管导致肥胖的原因有很多）。例如，在美国，高果糖玉米糖浆被广泛应用于高度加工食品中，这种糖浆含大量果糖，而果糖很容易转化为脂肪。

加工的程度

你在超市购买的很多食物都经过了一定程度的加工，不同的加工程度对食物营养价值的影响可能差别很大。例如，玉米就有一系列不同的食用形式。

未加工
新鲜的甜玉米

可能在销售前经过了清洗，但仍然是天然状态。

简单加工
罐装甜玉米

罐装蔬菜通常能很好地保留食物中的膳食纤维，不过可能会添加盐来防腐。

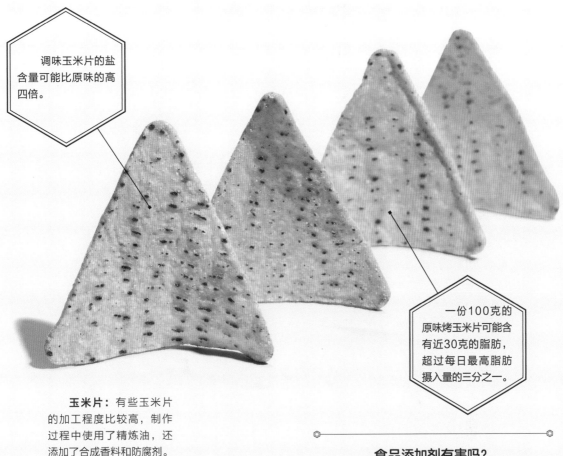

调味玉米片的盐含量可能比原味的高四倍。

一份100克的原味烤玉米片可能含有近30克的脂肪，超过每日最高脂肪摄入量的三分之一。

玉米片：有些玉米片的加工程度比较高，制作过程中使用了精炼油，还添加了合成香料和防腐剂。

加工
爆米花
质地已经改变，可能只是由新鲜玉米加热制成的，也可能添加了油、盐、糖或食品添加剂。

高度加工
高果糖玉米糖浆
由玉米淀粉制成，在美国经常被用作甜味剂。

食品添加剂有害吗？

食品添加剂通常用于加工食品中，以模仿天然风味、提升食物口感或辅助加工。

有些添加剂是合成的，比如抗坏血酸，也就是维生素C；也有些是天然提取的，比如谷氨酸钠，它是一种广泛使用的增味剂。虽然目前缺乏食品添加剂对健康的长期影响方面的证据，但已经有一些研究发现食品添加剂与肥胖、中枢神经系统疾病和肝脏损害有关。经过严格的测试并适量使用的食品添加剂是安全的。如果你有顾虑，请注意检查食品标签并减少摄入量。

要关注食品标签吗？

我们可能看不懂食品包装上的营养成分信息，但解码这些数据其实并不难。解码了这些数据，我们就可以在日常饮食上做出更明智的选择。

———————

例如，通过查看低脂酸奶包装上的营养成分表（位于包装背面），我们可以发现低脂酸奶往往添加了大量的糖。不同国家对食品营养成分表的规定有所不同。在英国，大多数预包装食品上必须标示每100克/100毫升产品的以下数据：

· 能量（单位为千卡或千焦）含量
· 总脂肪和饱和脂肪含量
· 蛋白质含量
· 添加糖和天然碳水化合物的总量
· 盐（也可写作"钠"）含量

食品营养成分表上必须注明每个包装的份数，也可注明每份的营养成分信息。食品制造商可以自行添加维生素、矿物质、膳食纤维和其他营养素的信息。

食品包装正面标识

这类标签可帮助我们快速做出购买决定并在同类产品之间进行比较。在英国，这类标识不是强制性的，有些产品只标示能量值。许多产品会用交通信号灯的三种颜色（绿、黄、红）直观地表示食品的盐、糖和饱和脂肪含量是较低、中等，还是较高。标签上的数字是每份食物中各种营养素的含量，包括克数和占参考摄入量的比例。标签上标示的含量是厂商定的，可能少于实际的含量，如果吃多了，相应营养素的摄入量就可能比标签上写的多。

美国的包装正面计划

这个包装正面计划是由美国的食品行业机构自发制定的。

标签上的数字表示每份产品（如一杯）的能量和营养素含量。它不使用星星或颜色直观地表示成分含量或整个产品的健康程度。标签上最多可以突出显示两种"正面"成分，如特定的维生素。

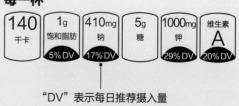

每一杯

"DV"表示每日推荐摄入量

监测糖、脂肪和盐的摄入量

为了实现健康饮食，应该控制糖、饱和脂肪和盐的摄入量。按照以下步骤，搞清楚你每天都吃下了多少糖、脂肪和盐吧。

1. 了解每日最高摄入量

这些是英国健康指南中给出的能量及上述三种成分每日最高摄入量（数值是基于普通成年女性的体形和活动水平计算的，对活动量大的男性来说，数值会有所不同）。

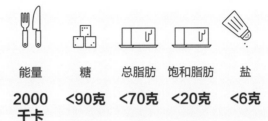

能量	糖	总脂肪	饱和脂肪	盐
2000千卡	**<90克**	**<70克**	**<20克**	**<6克**

2. 重量计算

食品包装上的营养成分表列出了每100克（100毫升）食物中糖、脂肪和盐的含量，据此计算出食物中这三种成分的总含量，并检查其含量水平（也是基于普通成年女性的情况计算）。

图例
- ■ 含量较高
- ▨ 含量中等
- ▨ 含量较低

30克
20克
10克
5克

糖　总脂肪　饱和脂肪　盐

3. 查看每一份的量

包装正面的标签可以帮助你评估一份食物中糖、脂肪和盐的含量，并帮助你了解自己的摄入量是如何增加的。

中	低	中	高	中
热量 220千卡	糖 0.8克	脂肪 13克	饱和脂肪 5.9克	盐 0.7克
11%	<1%	19%	30%	12%

琥珀色： 多表示该食物可以经常吃。

绿色： 标签上绿色的项目越多，代表食物越健康。

红色： 最好少吃，可以偶尔吃一下或者选择替代品。

检查参考摄入量百分比： 参考摄入量百分比表示一份食物对膳食营养素参考摄入量的贡献。

营销术语可信吗？

食品生产商和供应商不惜重金打造营销文案，目的就是影响我们对产品营养价值的认知，诱使我们选择他们的产品。别太相信这些文案中对产品营养价值的描述。

———————

食品包装上通常有描述产品营养价值的信息，这些描述不能违反规定。在英国，食品不能宣称有减肥效果或者任何疗效，但可以暗示其对健康的益处，比如宣称食品中的钙是维持骨骼健康所必需的。美国的一项研究发现，在饼干、薯片这类零食的包装上突出"添加维生素"字样，会让消费者相信这些零食更健康，也更容易让他们忽视营养成分表上的信息。

无添加糖

在英国，"无糖"是指每100克食品中含糖量低于0.5克。"无添加糖"中的"糖"仅指加工过程中添加的糖，不包括食材中的天然糖（比如水果所含的果糖）。一份无添加糖的思慕雪可能比一罐汽水的含糖量还要高。

低脂/轻食

在英国，标注"轻食"的食品的脂肪含量必须比同类食品低30%。但脂肪含量过低会影响食物的口味，生产商可能会加更多的糖来改善口味。

高蛋白/高纤维

健身行业的发展促使添加蛋白质的产品大量出现。在英国，要说产品是"高蛋白"的，那么产品必须有至少20%的能量来自蛋白质，或者有12%的能量来自"蛋白质来源"，这会将一些蛋白质含量丰富的食品（比如花生酱）排除在"高蛋白"行列之外。你可能会认为"高纤维"食品基本可以满足你对膳食纤维的需求（建议成人每天摄入约30克膳食纤维），但是在英国，如果每100克食品中含6克膳食纤维，这种食品就可以贴上"高纤维"的标签。

天然/有机

"有机"仅仅是指生产方式，而不是营养价值。"天然"或者"源自天然"只能说明食品是由天然原料制成的。

传统/农场

农场，天然、新鲜的食材……这些画面激发了消费者对于小而精的食品生产方式的想象。实际上，这些食品可能经过了工业加工，还含有不少添加剂和高度精制的原材料。

不良影响

社交媒体是错误信息和伪科学的集中营。

比如，据报道，英国近一半的社交媒体用户认为完全不吃某一类全食物[1]对健康有益。一项针对英国九位知名体重管理博主的调查发现，九人中只有两人有相关资质，有五人发表的营养观点没有文献依据。网络达人通常有他们的商业计划，不要轻信他们的饮食建议。

———————

1. 指未经加工或只经过了极简单的加工的食物。

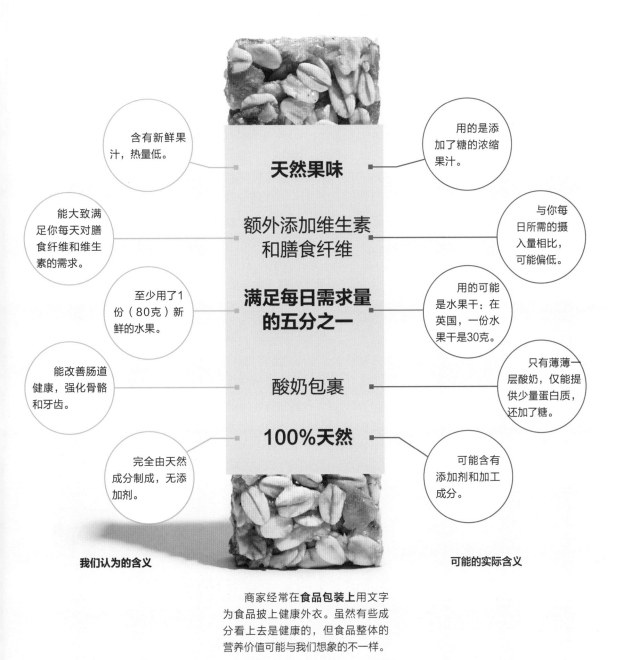

含有新鲜果汁，热量低。

用的是添加了糖的浓缩果汁。

能大致满足你每天对膳食纤维和维生素的需求。

与你每日所需的摄入量相比，可能偏低。

至少用了1份（80克）新鲜的水果。

用的可能是水果干：在英国，一份水果干是30克。

能改善肠道健康，强化骨骼和牙齿。

只有薄薄一层酸奶，仅能提供少量蛋白质，还加了糖。

完全由天然成分制成，无添加剂。

可能含有添加剂和加工成分。

天然果味

额外添加维生素和膳食纤维

满足每日需求量的五分之一

酸奶包裹

100%天然

我们认为的含义

可能的实际含义

商家经常在**食品包装上**用文字为食品披上健康外衣。虽然有些成分看上去是健康的，但食品整体的营养价值可能与我们想象的不一样。

要与糖为敌吗？

虽然"糖"一直被视为健康的大敌，但事实上，并非所有的糖都对我们有害。只要控制好摄入量，糖完全可以在饮食中占有一席之地。

———————

糖属于碳水化合物（见第4~5页），存在于许多食物中。含有天然糖的食物（如水果和乳品）是许多营养物质的优质来源，它们所含的糖也是能量来源。

尽管糖的风评不佳，但科学家尚未证明，非高热量饮食中的糖会影响健康。

添加糖

任何形式的添加糖都可以看作"游离糖"——可能是生产燕麦棒过程中添加的白糖，也可能是加入凉茶中的一勺糖浆。

含大量游离糖的食物通常没有营养价值或营养价值很低。世界卫生组织建议，每天摄入的能量中来自游离糖的能量不要超过5%。

添加糖通常是用化学方法生产出来的，作用是给食品调味。检查一下食品标签（见第52~53页）上的糖含量吧，它可能被标注为"总糖"（包括天然糖和游离糖）。糖有多种形式，蔗糖、葡萄糖、果糖、麦芽糖等都属于糖。

要避开含高果糖玉米糖浆的食品，在美国，许多食品中都会添加这种糖浆。居民高果糖玉米糖浆摄入量较高的国家，糖尿病的发病率更高。有研究表明，每天食用150克以上的高果糖玉米糖浆会降低胰岛素的敏感性（见第164页），还会增加高血压和高胆固醇血症的发病风险。

合理的平衡

科学研究已经证实了我们的认知：糖会影响大脑的奖励中心。糖能触发愉悦反应——类似于我们看到可爱的小狗或接受爱意时的感觉。这也许就是我们日常摄入的糖往往比建议

游离糖

果汁中含有大量游离糖。当水果中的糖从果肉中分离出来（"游离"）时，大量膳食纤维也留在了果肉中。你不会一口气吃下四个橙子，但你可能会喝下四个橙子榨出的一大杯果汁——这里面的糖可能比一罐软饮料中的还要多！

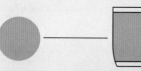

1个
橙子

膳食纤维 **1.8克**
糖 **12.3克**

500毫升
橙汁（4个橙子）

膳食纤维 **0.2克**
糖 **44克**

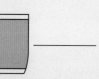

1罐
软饮料

膳食纤维 **0克**
糖 **30克**

量要多的原因。但是我们没有必要把糖妖魔化。心理影响在我们的营养选择中起主要作用，禁食某种食物可能会导致日后暴饮暴食，因此适度摄取才是最好的。

减少糖摄入量

· 要搞明白自己的糖摄入量，这样就可以做出合理的选择，将糖摄入量控制在建议范围内。

· 寻找高糖食物的替代品。例如：用燕麦饼代替饼干，泡麦片时用水果代替糖。

· 每次少吃一些。例如：将甜点与爱人分享；像番茄酱这样的调味品，每100克中可能有23克糖，要少加；可以把含糖的调味品放在不显眼的地方，这样就可以少用一些；烹饪时，不要在咸味食物中加糖。

· 我们饮食中近四分之一的游离糖来自含糖饮料（如汽水、加糖果汁、果味饮料等），因此，还是把含糖饮料换成水吧。

养成新习惯可能需要时间，但目前没有确凿的研究结果表明糖与身体的成瘾有联系。戒糖时，你不会出现类似戒酒或戒烟时的戒断症状。

建议摄入量： 在英国，官方建议将糖的摄入量控制在每天90克之内，其中游离糖不应超过30克。

糖替代品

如果你喝了很多含糖饮料，可以考虑用甜味剂来替换茶或咖啡中的糖。

枫糖浆和蜂蜜是天然甜味食物。合成甜味剂（如三氯蔗糖、阿斯巴甜和糖精）是用化学方法制成的。适度食用天然甜味食物和合成甜味剂都是安全的。一些研究表明，合成甜味剂对肠道微生物群无益，但这是一个相对较新的研究领域，证据尚不充分。

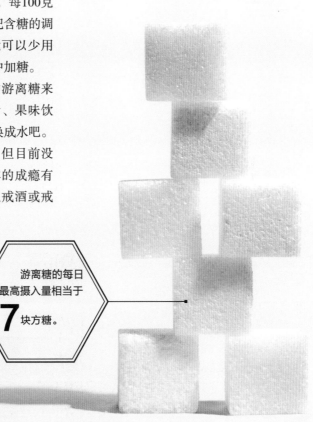

游离糖的每日最高摄入量相当于**7**块方糖。

脂肪有害吗？

近几十年来，关于脂肪的科学认知发生了翻天覆地的变化，这是一个复杂的研究领域，至今仍在发展。目前，人们普遍认为饮食中应该含有一些健康的脂肪。

———————

脂肪对健康至关重要。脂肪能让食物更美味，能给身体提供能量并带来饱腹感和满足感。身体需要脂肪来吸收某些维生素。我们应该试着摄入单不饱和脂肪酸和多不饱和脂肪酸。特别是ω−3脂肪酸，研究证明，它可以降低低密度脂蛋白含量，保护心脏健康。

存在"有害脂肪"吗？

已有研究推翻了广为流传的"脂肪有害论"。这种观点造成了低脂饮食计划和低脂食品的泛滥。一项研究对减脂饮食者进行了长达八年的追踪，研究发现，与不限制脂肪的饮食相比，减脂饮食没有明显的健康益处，其中一个因素可能是低脂食品中常会添加糖来弥补风味的不足，长期吃这类食品会额外摄入许多糖。

美国等国家禁止使用反式脂肪或氢化植物油，因为营养学家担心它们会增加人体低密度

脂蛋白含量，从而导致心脏病和中风。英国的食品中也很少使用反式脂肪。有证据表明，大量摄入饱和脂肪酸会增加低密度脂蛋白含量。饱和脂肪酸主要存在于动物性食品和谷物产品中，如比萨和饼干。

最近，学术界在饱和脂肪酸和心脏病的联系这个问题上出现了争论，因为一项研究综述称，饱和脂肪酸不会增加人们患心脏病的风险。然而，美国心脏协会和英国心脏协会提出，用不饱和脂肪酸代替饱和脂肪酸可以降低心脏病的发病风险，世界卫生组织等健康机构也建议将饱和脂肪酸的量限制在每日能量摄入量的10%~11%。大多数专家认为保持健康膳食比只关注饱和脂肪酸的摄入更有助于降低心脏病发病风险。总之，重点是少吃饱和脂肪酸含量高的食物，代之以含健康脂肪的鱼类和植物。

哪种油更健康？

各种烹饪用油（动物油或植物油）的脂肪酸构成各不相同，这使得某些油成为更健康的选择。它们在烹饪中的用途取决于它们的烟点[1]，以及可能释放的有害化合物。

特级初榨橄榄油（每100克）

饱和脂肪酸：**15.5克**
多不饱和脂肪酸：**10.7克**
单不饱和脂肪酸：**65克**
烟点：**190~207℃**

这种油对心脏健康有益，更适合用于低温烹饪、调味。

菜籽油（每100克）

饱和脂肪酸：**6克**
多不饱和脂肪酸：**27克**
单不饱和脂肪酸：**54克**
烟点：**204~230℃**

菜籽油的脂肪酸组合有益于心脏健康。这种油是优质的日常食用油，适合用于煎、炸和烤。

———————

1.在不通风的条件下加热油脂，观察到样品发烟时的温度。

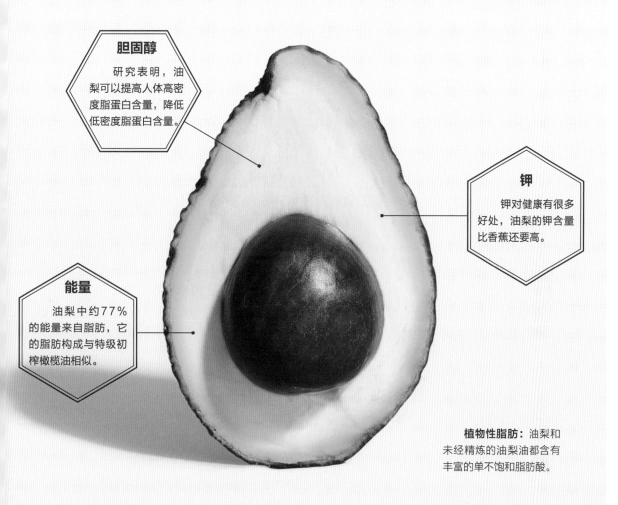

胆固醇

研究表明，油梨可以提高人体高密度脂蛋白含量，降低低密度脂蛋白含量。

钾

钾对健康有很多好处，油梨的钾含量比香蕉还要高。

能量

油梨中约77%的能量来自脂肪，它的脂肪构成与特级初榨橄榄油相似。

植物性脂肪： 油梨和未经精炼的油梨油都含有丰富的单不饱和脂肪酸。

葵花油（每100克）

饱和脂肪酸：**10克**

多不饱和脂肪酸：**56克**

单不饱和脂肪酸：**25.8克**

烟点：**230℃左右**

这种油含有丰富的ω-6脂肪酸，可降低胆固醇水平，但也可能引发炎症。它在烹饪中的用途较广。

椰子油（每100克）

饱和脂肪酸：**86.5克**

多不饱和脂肪酸：**1.8克**

单不饱和脂肪酸：**5.8克**

烟点：**175~196℃**

这种油以饱和脂肪酸为主，已被发现会增加人体低密度脂蛋白含量，最好少用。

黄油（每100克）

饱和脂肪酸：**67克**

多不饱和脂肪酸：**5克**

单不饱和脂肪酸：**28克**

烟点：**149~175℃**

黄油含饱和脂肪酸较多，但也是维生素A和维生素D的来源，还含有钙。

要戒掉红肉吗？

我们知道，食用不同种类的蛋白质（来自植物、鱼类和家禽的）是健康饮食的重要环节。但是如果你很喜欢吃牛排和热狗之类的食物，就要注意一下它们对健康的影响。

————————

红肉是指在生的状态下呈红色的肉，包括羊肉、牛肉、鹿肉、猪肉等。红肉可以提供丰富的蛋白质和重要的微量营养素，尤其是烟酸、维生素B$_{12}$（几乎无法从植物中获取）、铁、锌和硒。虽然红肉营养丰富，但它的饱和脂肪含量很高，特别是较肥的部位，比如100克上肋牛排的总脂肪含量约为34克。

火腿、培根和萨拉米香肠[1]等肉制品经过了腌制、熏制或其他方式的加工，经过加工的肉类变得美味又容易保存，同时它们的含盐量也大涨。研究证实，高盐、高饱和脂肪饮食会使血压和低密度脂蛋白水平上升（心血管病的风险因素之一）。

癌症风险

新鲜红肉中的色素——血红素和肉食加工过程中使用的亚硝酸盐或硝酸盐都会增加人们患肠癌的风险。硝酸盐在体内可以转化成亚硝酸盐，亚硝酸盐在胃里可以和蛋白质代谢产生的胺发生反应，生成有毒的亚硝胺，而亚硝胺是强致癌物。2015年，世界卫生组织的癌症专家确认红肉可能致癌，而加工肉类则是确定致癌（尽管不确定相关病例数量）。不过，并非所有

的加工肉类都含有亚硝酸盐，例如，传统的帕尔马火腿只用盐腌制。

美国最近的一项研究提出了一些证据，推翻了要少吃红肉或加工肉类的理念，但这一研究结果受到了一些健康机构的质疑。世界癌症研究基金会建议成年人少吃或不吃加工肉类，每周最多吃350～500克熟红肉；英国膳食指南建议普通消费者每日熟红肉的摄入量不要超过70克。最近的一项研究认为，每天吃76克加工肉会增加患癌风险，尽管整体饮食习惯和生活方式也很重要。如果要吃红肉，最好选没加工过的瘦肉，再配上大量的蔬菜。

你吃的香肠里有什么？

并非所有香肠中盐、脂肪等成分的含量都相同。

举个例子：一项调查发现，每100克市售香肠的含盐量从0.75克到2.3克不等。新鲜出炉的香肠或汉堡可能更健康，如果不做进一步加工，它们可能不会有致癌风险。一项研究综述指出，结直肠癌与体内的亚硝酸钠存在联系，但文章声称大多数传统的英国香肠和爱尔兰香肠中并没有添加亚硝酸钠这种物质。

————————

1.欧洲的一种腌制肉肠。

烹制新鲜肉类或加工肉类

用某些方式烹饪肉类时可能会产生杂环胺（HCAs）和多环芳烃（PAHs），这些物质具有致突变性（可引起生物体细胞遗传信息发生突然的改变）和致癌性。

新鲜肉类

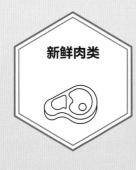

加工肉类

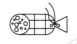

+　　**+**

200℃以上
高温

煎、炸和烘烤

烧烤

杂环胺

畜肉、家禽或鱼类经高温烹调时，特别是火候过大时，肉中的肌酸会和氨基酸发生反应，形成杂环胺。

橄榄油、柠檬汁或红葡萄酒可使腌制肉类的杂环胺减少90%以上。

多环芳烃

用炭火烤肉时，脂肪滴到明火上会产生含多环芳烃的烟雾，烟雾中的多环芳烃会附着在肉的表面。

食物烧焦即可能有多环芳烃产生。因此，不要吃肉类或其他食物表面烧焦的部分。

亚硝胺

亚硝胺存在于一些加工肉类中，对人类有致癌作用。研究发现，油炸过的培根中的亚硝胺含量会升高。

图例
➡ 新鲜肉类
➡ 加工肉类

盐会导致心脏病发作吗？

如果你喜欢在饭菜中加大量的盐，而且从未考虑过烤豆、饼干等诸多日常食品的含量盐，那么你的饮食习惯便有可能损害健康。

———

盐的主要成分是氯化钠，身体需要钠元素来完成一些生理进程，如水分调节和神经冲动传递。但是研究指出，英国的成年人平均每天的盐摄入量为8.4克，高于英国健康指南中建议的每日摄入量（6克）。

几十年来，健康专家以及世界卫生组织等主要健康机构一致认为，长期摄入太多钠会导致高血压，而高血压是中风、肾病和心血管病的主要风险因素。

2018年，一项国际研究成为头条新闻，该研究得出结论，达到致病风险的平均盐摄入量比大多数人实际的盐摄入量要高得多（中国除外），但研究的依据受到了质疑。世界卫生组织仍旧建议成年人将盐的摄入量控制在每天5克以内。

高档盐更健康吗？

普通精制盐在加工过程中，矿物质被去除，还添加了抗结剂。海盐晶体、海盐薄片以及喜马拉雅粉盐之类的岩盐比普通精制盐的精制程度要低。

一项调查发现，近三分之二的人认为海盐含钠量要低一些。但美国心脏协会表示，按重量计算，普通食盐和大多数海盐的钠含量都是将近40%，不需要为了健康而选择海盐。

大脑 ——

心脏 ——

肾 ——

盐和高血压

长期坚持高盐饮食引起的高血压有可能导致心脏、大脑和其他器官受损。

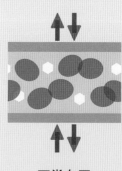

正常血压

心脏输送血液时，动脉壁会膨胀和收缩。

"隐藏"的盐

许多人没有意识到他们吃了很多盐，因为饮食中大约75%的盐隐藏在加工食品和预制食物中。你或许能意识到酱油、加工肉类以及许多咸味零食的盐含量都很高，但是盐也可能存在于一些你想不到的食物中，比如甜饼干、蛋糕、面包、麦片等。盐渍类蔬菜罐头的含盐量可能也很高。如果无法购买新鲜蔬菜，最好选择冷冻蔬菜，因为冷冻不需要用盐。

另外，同类产品的含盐量可能不同，要注意检查食品标签。标签上可能会写"盐"或"钠"，将钠含量乘以2.5就是盐含量。

减盐行动

·争取逐步减少盐的摄入——我们的味蕾已经习惯了盐的味道，减盐要慢慢来，时间长了味蕾就会习惯。要注意查看食品标签，尽可能选择含盐量低的食品。

·尝试使用各种香料来调味，身边多备些干货。

·在餐馆用餐时，可以叮嘱一下厨师，你的饭菜要少加盐。

应该摄入多少盐?

英国健康指南中提出的每日盐摄入量如下:

1岁以下	<**1克**
1~3岁	<**2克**
4~6岁	<**3克**
7~10岁	<**5克**
11岁及以上	<**6克**

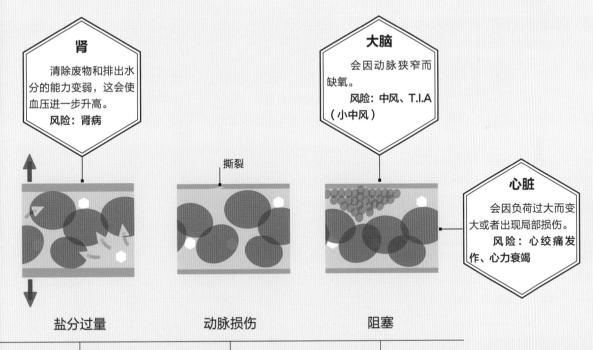

肾
清除废物和排出水分的能力变弱，这会使血压进一步升高。
风险: 肾病

大脑
会因动脉狭窄而缺氧。
风险: 中风、T.I.A
（小中风）

撕裂

心脏
会因负荷过大而变大或者出现局部损伤。
风险: 心绞痛发作、心力衰竭

盐分过量
摄入的盐分过量时，血液中的水分会增多，导致血容量增加和动脉压上升。

动脉损伤
上升的动脉压最终会导致动脉撕裂和硬化。

阻塞
在动脉损伤处，胆固醇更容易沉积，导致动脉狭窄甚至使动脉堵塞。

咖啡因肯定对我不好吗？

咖啡因（咖啡碱）是世界上使用最广的精神活性物质[1]，可是，我们可以随心所欲地摄入咖啡因吗？

咖啡、可可和茶叶中都含有咖啡因，一些饮料、食品和药物中也会添加咖啡因。咖啡因能刺激中枢神经系统，阻断腺苷（一种能降低心率和促进睡眠的分子）与受体的结合，从而提高人的警觉性。

适度摄入咖啡因（每天300～400毫克）对身体有益，可以降低患心脏病的风险和提高注意力。许多研究表明，咖啡因会提升运动表现。例如，在摄入咖啡因后进行高强度间歇训练，身体的新陈代谢率和糖原（燃料）储存能力都会提升。研究（尽管不是重量级的）还表明，咖啡因可能有助于缓解头痛和偏头痛。

可以大量摄入吗？

一天摄入咖啡因超过600毫克会导致焦虑、胃部不适和血压升高，频繁饮用咖啡可能会加重肠易激综合征的症状。在睡前6小时内摄入咖啡因会扰乱睡眠，而且咖啡因还有利尿作用，这也会影响睡眠质量。此外，孕妇应尽量避免摄入咖啡因。世界卫生组织认为咖啡因成瘾是一种临床病症，尽管学术界对此还有争议。每个人对咖啡因的反应各不相同，许多人还是可以安全地享用咖啡因的。

肾上腺素激增： 咖啡因会让大脑变活跃，刺激肾上腺素的释放，并引发"或战或逃"反应[2]。

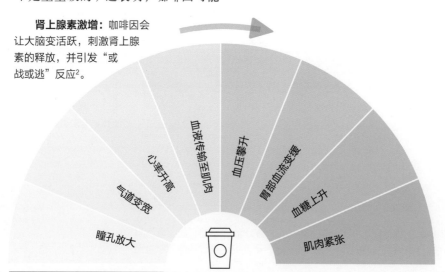

气道变宽 · 心率升高 · 血液传输至肌肉 · 血压攀升 · 胃部血流变缓 · 血糖上升 · 肌肉紧张 · 瞳孔放大

咖啡因来源

许多产品中都含有咖啡因。下面是一些常见产品的咖啡因含量。

95～125毫克

240毫升咖啡

91毫克

240毫升能量饮料

42毫克

330毫升健怡可乐

26毫克

240毫升红茶

16毫克

20克黑巧克力

1.摄入后影响认知或情感等心理过程的物质。

2.应激条件下机体行为反应的一种类型，可使躯体做好防御、挣扎或者逃跑的准备。

酒精有益处吗？

虽然适度饮酒可能对健康有一些好处，但过量饮酒带来的风险已不容置疑。

———————

酒精没有什么值得推荐的营养价值。一些研究表明，适度饮酒可能会降低冠心病的发病风险，然而，"适度"的定义各不相同。

红葡萄酒含有一种叫作多酚的有机化合物，多酚具有抗氧化和抗炎的特性，可能对心血管病、神经退行性疾病、癌症和肥胖症等有预防作用。红葡萄酒中多酚类物质的含量是白葡萄酒的10倍左右。与德国、俄罗斯等啤酒或烈酒饮用量较高的国家相比，法国等葡萄酒饮用量较高的国家居民心脏病发病率较低（在适度饮酒的前提下）。

最高摄入量

英国的饮酒指南建议每人每周饮酒量不应超过14个单位。一杯25毫升的烈酒是1个单位，一杯125毫升的葡萄酒是1.5个单位，一品脱[1]高浓度的啤酒或拉格啤酒[2]是3个单位。白酒的酒精含量通常介于18%~78%，葡萄酒的酒精含量通常介于8%~15%，啤酒的酒精含量通常介于4%~5%。

长期大量饮酒会引发一系列健康问题，比如高血压、心脏病、肝脏疾病和抑郁症等。酒精的能量也比较高，一项调查发现，约80%的人不知道一杯葡萄酒含多少能量。

饮酒的方式也很重要。一项研究发现，每周有四天（或以上）时间每天小酌一杯的人比用1~2天时间喝完等量酒的人，死亡率要低。此外，为了减少酒精摄入量，每周要争取有几天不喝酒。

酒的能量（千卡）： 在不加辅料的前提下，一份烈酒的能量在各类酒中属于较低的。

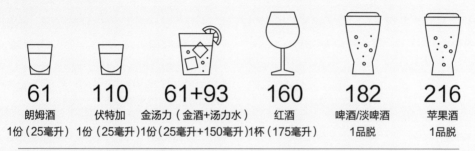

61	110	61+93	160	182	216
朗姆酒	伏特加	金汤力（金酒+汤力水）	红酒	啤酒/淡啤酒	苹果酒
1份（25毫升）	1份（25毫升）	1份（25毫升+150毫升）	1杯（175毫升）	1品脱	1品脱

1.容积单位，主要适用于英国、美国和爱尔兰。此处为英制品脱，约为568.26毫升。

2.一种桶底酵母发酵，再经过低温储存的啤酒。

超级食物是救星吗？

从社交媒体到超市货架，所谓的"超级食物"似乎无处不在，不断有新品被热议。这些食物的走红靠的是炒作还是它们的营养价值，还是它们的价格呢？

———————

单靠一种食物无法拯救不健康的饮食或预防疾病。那些所谓的"超级食物"据说有特定的健康益处。事实上，这就是个营销术语，目的是吸引我们购买更多异国食物。这种营销似乎起效了：仅在2015年，标有"超级食品""超级谷物"或"超级水果"的新产品数量就增加了三分之一。

被冠以"超级"之名的食物，比如螺旋藻和枸杞子，通常含有某些丰富的营养成分：100克枸杞子约含1.62毫克维生素A，而等量的新鲜胡萝卜中只有约0.69毫克。研究表明，超级食物所含的一系列植物化学物和其他营养素有助于改善健康，强化免疫系统功能，调节情绪，等等。然而，这其中有很多结论来自动物研究。

同样值得注意的是，所有营养物质的吸收都是定量的。即使是所谓的超级食物，也只有从膳食中适量摄取时才对身体有益。例如，超级食物姜黄中的姜黄素可以增加胆汁分泌，食用前需要咨询医生。

"超级食物"的费用

这些食物通常比具有类似营养功效的普通水果和蔬菜更贵。尽管按重量计算，枸杞子的维生素A含量比胡萝卜要高，但在一周内，你可能会吃更多的胡萝卜，因此你可以用更少的成本摄入同样多的维生素A，甚至更多。在撰写本书时，一家英国超市售卖的枸杞子（每100克）比胡萝卜贵40倍。

除了价格高之外，像巴西莓、螺旋藻、奇亚籽这样的超级食物也较难购买。多购买本地产的替代食物有助于减轻食品进口引发的一些环境问题。

奇亚籽

可提供膳食纤维、钙和磷。

替代品
亚麻籽
芝麻

螺旋藻

含有ω-3脂肪酸、ω-6脂肪酸和铁，可能还有抗氧化和抗炎的功效。

替代品
全脂牛奶

巴西莓

含有抗氧化物质和膳食纤维。由于鲜果不易保存，巴西莓通常以冷冻或粉末形式出售。

替代品
蓝莓
蔓越莓

生姜

被认为具有抗炎和抗氧化作用，尽管相关研究数量有限。

替代品
无

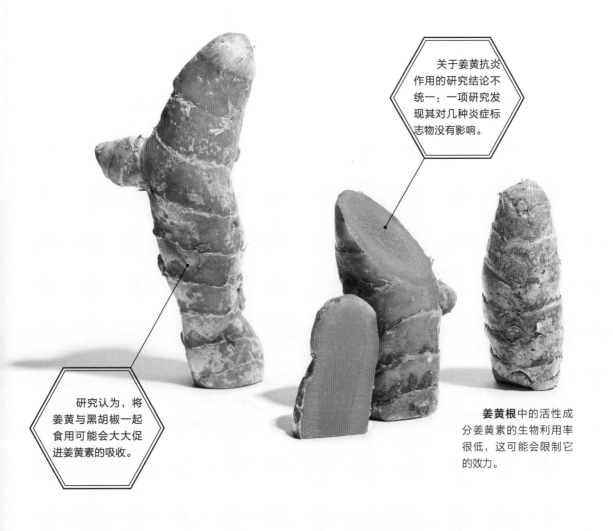

关于姜黄抗炎作用的研究结论不统一：一项研究发现其对几种炎症标志物没有影响。

研究认为，将姜黄与黑胡椒一起食用可能会大大促进姜黄素的吸收。

姜黄根中的活性成分姜黄素的生物利用率很低，这可能会限制它的效力。

枸杞子

含有丰富的类胡萝卜素（抗氧化物质），有助于保护视力，对缓解黄斑变性[1]也有帮助。

替代品
甘薯
胡萝卜

油梨

富含单不饱和脂肪酸（有降血糖的作用）、维生素E和膳食纤维。

替代品
香蕉

番木瓜

研究表明，它所含的抗氧化物质类胡萝卜素，特别是番茄红素，能够很好地被人体吸收。

替代品
甜椒

姜黄

通常制成粉末食用，含有姜黄素，可能有抗炎作用。

替代品
无

1.一种多发于眼部的疾病，主要为黄斑区结构的衰老性改变，常见症状为视力减退。

有机食品更好吗?

如今很多人认为有机食品比普通食品更安全、更健康、更美味。还有人说它对环境更友好，并能提升动物福利[1]。你可能会为有机标签多支付两倍的费用，难道这全都是营销炒作吗?

有机农业关注的重点通常是环境的可持续性和人类的幸福。没有人类干预的自然环境和在其中自由生活的动物在我们的脑海里形成一幅颇为生动的画面，满足了我们对所吃的食物与世界和谐相处的想象，因此，"有机"会被视作健康的代名词也就不难理解了。

人们愿意为这个理想花费更多。但有机食品价格不菲，这也意味着虽然有些人有能力购买有机食品，但对更多人来说，有机食品根本不在考虑范围内。

有证据能证明有机食品更健康吗?

虽然有一些较权威的研究发现有机食品含有更多的营养成分，但也有很多研究指出没有足够的证据支持有机食品比非有机食品更健康、安全的结论。一篇关于233项研究的综述得出的结论是，没有强有力的证据表明有机食品的营养价值明显高于现代农业产品。这也是英国食品标准局（FSA）的结论，尽管他们的结论是基于11项研究得出的。

有机食品的营养成分组成会有一些小的不同，但这点不同微不足道，不会对健康产生什么重大影响。人们发现一些有机食品的磷含量稍高，但蛋白质含量较低。有机牛奶可能比非有机牛奶含有更多的 $\omega-3$ 脂肪酸、铁和维生素 E，但硒、碘等营养成分的含量要少一些。

农业研究的结果素来多样。食物营养成分的含量取决于许多因素，比如土壤条件、天气条件、作物收获时间（世界各地各不相同）等。乳品和肉类的营养成分含量还可能受动物

有机认证

有机农业受相关法规约束，人工合成化学品、激素、抗生素、食品添加剂及转基因技术的使用都受到严格的限制。

只有有机杀虫剂是允许使用的。在欧洲，95%的成分符合标准的产品才能使用欧盟的有机标志。在英国，有机食品也可以使用土壤协会的认证标志。产品必须同时满足欧盟标准以及基于保护动物、人类和环境理念的更高标准。

1.维持动物健康与行为自由表达，免受不必要痛苦的环境管理理念及饲养模式。

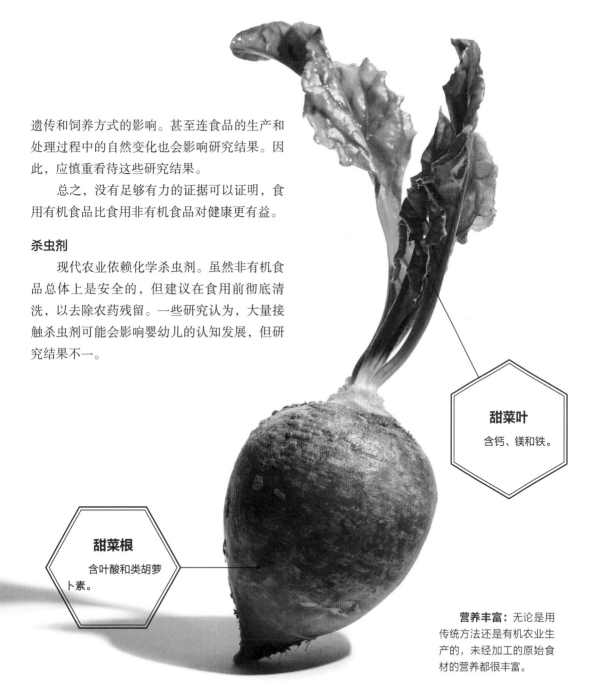

遗传和饲养方式的影响。甚至连食品的生产和处理过程中的自然变化也会影响研究结果。因此,应慎重看待这些研究结果。

　　总之,没有足够有力的证据可以证明,食用有机食品比食用非有机食品对健康更有益。

杀虫剂

　　现代农业依赖化学杀虫剂。虽然非有机食品总体上是安全的,但建议在食用前彻底清洗,以去除农药残留。一些研究认为,大量接触杀虫剂可能会影响婴幼儿的认知发展,但研究结果不一。

甜菜叶

含钙、镁和铁。

甜菜根

含叶酸和类胡萝卜素。

营养丰富:无论是用传统方法还是有机农业生产的,未经加工的原始食材的营养都很丰富。

健身时需要调整饮食吗？

每个认真健身的人都可以从运动营养学的相关知识中获得启发，从而根据自己的训练目标调整饮食结构。

————

碳水化合物是运动时的主要能量来源，它能提升力量和耐力，延缓肌肉疲劳的出现，加速肌肉的恢复，减少受伤的可能。碳水化合物需要转化为葡萄糖来提供能量，多余的葡萄糖会以糖原的形式储存在肝脏和肌肉中，以随时为身体供能。训练强度越大，糖原消耗得越快，身体就会觉得疲劳。进行抗阻训练并补充

蛋白质可以强化肌肉，但如果没有摄入足够的碳水化合物，蛋白质会被用来给身体提供能量。增加训练强度可以提升食欲，这种情况下人们很容易吃得过量。

脂肪

膳食中的脂肪在被肌肉利用之前必须转化为脂肪酸。进行低强度耐力运动（如长跑）时，如果糖原储备不足，脂肪可以提供能量，但脂肪的能量供应速度较慢。应保证每天至少20%的总能量摄入来自健康的脂肪。

蛋白质

蛋白质的一个重要作用是帮助肌肉生长和修复。蛋白质的目标摄入量是每天每千克体重1.2～2克，进行耐力训练时可以低一些，进行力量训练时可以高一些。要选择低脂食物，如去皮鸡肉和酸奶。通过食物补充蛋白质比服用补充剂更有效。

能量平衡

饮食未能满足能量需求的症状有疲劳、睡眠质量差和排便不规律。

轻度
低强度

3～5克

中度
大约1小时

5～7克

高度
1～3小时
适中至高强度

6～10克

极高
4～5小时
适中至高强度

8～12克

每日碳水化合物需求量：
这是根据个人活动水平计算出的
每千克体重的需求量（克）。

水分有多重要？

在运动前、运动时和运动后都应当保持体内水分充足，否则身体和精神状态都会受到影响。

———

当体内水分不足时，血液会变稠，心脏的工作效率也会降低，心率就会升高。虽然流汗不会影响锻炼，但水分和钠的流失可能会影响你的运动表现。你会感到疲惫，完成各种动作都会变得更加困难。

水合区

研究认为，运动前适当饮水有助于实现最佳的运动效果。可以提前两小时喝400~600毫升水，以便让身体有时间排出废物，并吸收水分。

男性应该每天喝大约2升水，女性应该喝大约1.6升，不过在运动过程中可能会有1.5~4升水流失。可以在运动前后分别称一下体重，看看水分流失后体重减轻了多少。要争取将水分流失控制在体重的2%以内，比如：如果运动前体重为65千克，那么运动结束时的体重应该不低于63.7千克。这就是你的"水合区"。

运动后，每失去1升水，你就要在大约一小时内分次饮用完1.2~1.5升水（多出的0.2~0.5升水可以补偿尿量增加带来的损失）。食物或饮料中少量的钠有助于维持体内电解质的平衡。

饮水过多可能导致低钠血症，这可能导致眩晕和昏厥。要注意，低钠血症的症状（嗜睡、头晕、恶心等）可能与脱水的症状类似。如果症状持续存在，请及时就医。

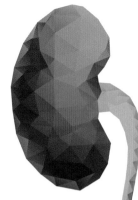

肾脏

水分和肾脏： 保持一定的水分含量有助于营养物质向肾脏的输送以及代谢废物的排出（以尿液形式）。

水分和血液

血液中的水在血细胞和血浆之间移动的过程叫作渗透，水会向钠浓度高的方向移动，以保持细胞内外钠浓度的平衡。

钠　血浆中的水　血细胞

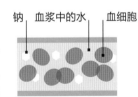

血钠水平正常

当水分充足时，血浆和血细胞内的钠浓度是平衡的，细胞内外压力均衡，血量正常。

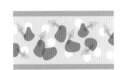

高钠血症

如果喝水不够，血浆中的钠浓度就会上升，水便会从血细胞流入血浆，导致血细胞收缩。此时人会出现极度口渴和疲劳的症状。

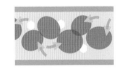

低钠血症

如果喝水喝得太多太快，血钠浓度会降低，水就会从血浆流入血细胞，使血细胞膨胀，导致"水中毒"。

膀胱

需要吃运动补充剂吗？

如果你经常去健身房锻炼肌肉力量，或以其他方式（比如长跑或骑行）努力锻炼，那么平衡膳食就可以很好地填补你的营养缺口，使你在锻炼时电力充足，表现更佳。

———

对于大多数坚持做休闲运动或去健身房健身的人来说，运动补充剂不是必需品。只有在坚持低热量饮食或饮食无法满足营养需求时，运动补充剂才有用武之地。做较为激烈的运动时，身体对某些营养物质的需求会增加，但国际奥林匹克委员会表示，即使是专业运动员，在大多数情况下也能够通过平衡膳食来满足自身的营养需求。运动补充剂有助于提升运动表现，但过量服用可能导致胃痛、恶心和便秘。

甜菜根汁

喝甜菜根汁可以提高血液中的硝酸盐水平。硝酸盐有助于血管扩张和血压调节，可以使更多的营养物质和氧气能够及时到达肌肉，促使肌肉在更长时间内保持高水平的力量。可以在训练前2～3小时喝甜菜根汁。菠菜、芝麻菜、西蓝花和甘蓝等蔬菜中也含有硝酸盐。

支链氨基酸（BCAA）

支链氨基酸存在于蛋白质中，包括亮氨酸、异亮氨酸、缬氨酸等。亮氨酸和异亮氨酸能促进肌肉的生长、修复，还能促进细胞对葡萄糖的吸收，从而为身体和大脑提供能量。许多食物含有支链氨基酸，比如肉类、蛋类以及很多植物性食物（见第120～121页）。身体通常可从每餐中获取1～3克亮氨酸或20～40克蛋白质用于肌肉合成。根据运动水平的不同，每千克体重可消耗0.25～0.4克蛋白质。虽然运动补充剂有助于肌肉的长期增长，但多吃蛋白质更经济实惠。

蛋白粉

只有能量需求高的人需要额外补充蛋白质。蛋白粉常用的原料是乳清蛋白粉。乳清蛋白是从牛奶中提取的，有证据表明它比酪蛋白、大豆蛋白等蛋白质更易吸收，是运动后最好的蛋白质补充来源。虽然乳清蛋白也含有亮氨酸，但研究显示，与坚持平衡膳食的情况相比，服用乳清蛋白后的24小时内，肌肉生长速度没有明显差异。

肌酸

肌酸存在于肌肉细胞中。有研究证实，服用肌酸补充剂可以增强肌肉力量，这对于需要爆发力的运动尤其有效。红肉、鱼类和家禽只含有少量的肌酸，所以可以选择服用肌酸补充剂来提升运动表现，素食者也可以适当服用。在众多类型的肌酸补充剂中，一水肌酸可能较为有效。

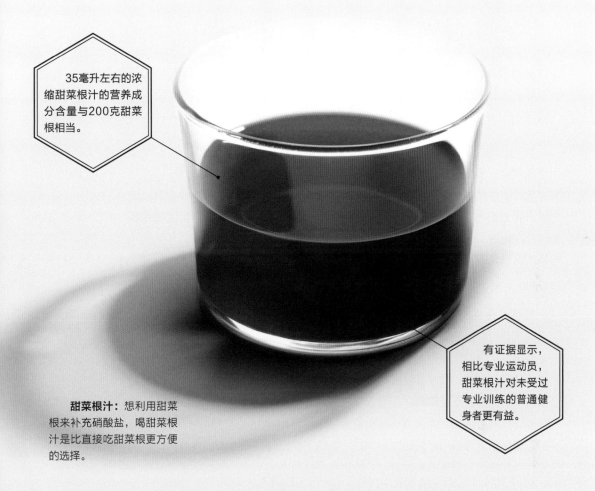

35毫升左右的浓缩甜菜根汁的营养成分含量与200克甜菜根相当。

有证据显示，相比专业运动员，甜菜根汁对未受过专业训练的普通健身者更有益。

甜菜根汁：想利用甜菜根来补充硝酸盐，喝甜菜根汁是比直接吃甜菜根更方便的选择。

肌肉后盾：该图显示了一些食物中亮氨酸占总蛋白质的百分比。要想靠一些亮氨酸含量较低的食物摄取足够的亮氨酸时，你可能会同时摄入更多的能量。

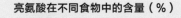

亮氨酸在不同食物中的含量（％）

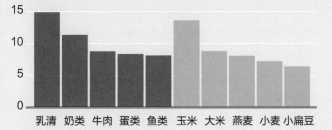

图例
- 动物性亮氨酸
- 植物性亮氨酸

乳清　奶类　牛肉　蛋类　鱼类　玉米　大米　燕麦　小麦　小扁豆

运动前何时进食？

就像开长途车之前需要给车加满油一样，运动前也需要把自己的"油箱"加满，以便达到最好的运动效果。

————

开始运动之前，要保证身体有足够的糖原储备，以支撑你完成整个训练。尽量不要刚起床就运动，因为此时肝脏中的糖原已经在一夜之间消耗殆尽（如果饮食中碳水化合物充足，此时肌肉中还会有些糖原，详见第70页）。在饭后立即运动也会让人不舒服，因为运动会导致流向消化系统的血量减少。

运动前

若情况允许，应在运动前2~4小时用餐。理想的运动前膳食营养组成主要是碳水化合物加一些蛋白质和少量脂肪，比如三文鱼、白米饭和用橄榄油烤的蔬菜。如果你做运动的时间较早，时间匆忙又没有胃口，可以尝试在前一天晚上吃点碳水化合物含量较高的食物。如果你想快点开始运动，或需要补充能量，可以提前1~2小时吃点涂了蜂蜜的白吐司或水果沙拉之类的零食，这些食物可以快速为身体补充能量，并迅速被身体吸收。之后的1小时内，要持续喝果汁或运动饮料。你需要不断摸索，找出自己运动、作息和消化的最佳时间。

运动中

摄入的水的量应能维持45~75分钟的运动。运动1小时后，你可能需要每小时摄入约30克碳水化合物，再过2小时，这个数字会增加到每小时60克。运动凝胶和运动饮料有助于维持血糖水平，但在进行长跑等耐力运动的过程中，摄入此类产品可能引起胃部不适。通过实践找出适合自己的方法吧。

30克
碳水化合物
相当于

1根大号香蕉

1块谷物棒

500毫升
等渗运动饮料[1]

香蕉
富含有助于身体储存碳水化合物的钾。钾会随着汗液流失。

————

1.渗透压与血浆渗透压类似的饮料。

运动后立即补充能量更好吗？

运动的频率越高、强度越大，越应该在运动后及时补充水分和能量，以免出现肌肉酸痛、疲劳等问题。

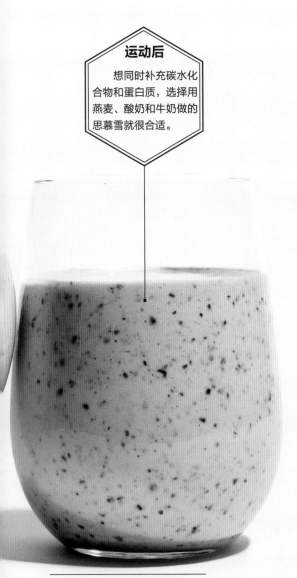

运动后

想同时补充碳水化合物和蛋白质，选择用燕麦、酸奶和牛奶做的思慕雪就很合适。

　　虽然如今专家们不再认为必须在30分钟的"合成代谢窗口期[1]"补充能量，但对于健身爱好者来说，在运动后几小时内补充能量可能是上策。在这段时间内，糖原的补充速度是正常情况下的1.5倍。此时，肌肉细胞细胞膜的渗透性更强，这使得肌肉细胞可以吸收更多的葡萄糖，从而使糖原水平更快地恢复。

碳水-蛋白平衡

　　用于体能恢复的食物应包含优质碳水化合物、水分和电解质。此外，有证据显示，运动后摄入碳水化合物时搭配少量蛋白质，能够比单独摄入碳水化合物更有效地促进糖原水平恢复。调味奶、思慕雪和水果酸奶是理想的选择。还要关注脂肪和糖的含量，根据自己的能量需求选择合适的食物。

　　有证据表明，在运动后的正餐或零食中加入15～25克的蛋白质（一份150克的毛豆就可以提供这些蛋白质）可以减少肌肉酸痛的发生并促进肌肉修复。如果你主要做力量训练或者训练强度较高，可以试试这个方法。

　　除此之外，要尽量选择你喜欢的食物以及对胃比较友好的食物，在感到饥饿时再进食。完成每天的总能量和宏量营养素摄入是你的首要任务。只要你在24小时内摄入了足够的碳水化合物、蛋白质和水分，肌肉通常可以在再次运动前得到恢复。（见第70～71页）

1.锻炼后肌肉吸收营养的时间，一般认为是锻炼后30分钟。

运动能加快减肥进度吗？

快速减肥是一种潮流，尽管通常情况下，减肥速度越快，就越难坚持下去。如果你已经在限制能量摄入了，那么运动能否助你一臂之力，帮你打赢减肥的"持久战"呢？

———————

运动可以消耗能量，如果消耗的能量大于我们摄入的能量，体重就会下降。但在实践中，运动并不一定能降低体脂。一项研究发现，人们会高估身体在运动中消耗的能量，预期消耗量可能是实际消耗量的2～3倍。

运动与新陈代谢

调查显示，个体对运动的反应存在巨大差异，这是因为运动对食欲的影响取决于个体的激素水平、体脂水平和新陈代谢速度（比如静息代谢率[1]）。我们每天摄入的能量大部分都花在了一直在默默进行的基本生命活动上。身体活动（包括运动）只会消耗10%～30%的能量，所以运动对体重的影响是有限的。

快速减肥会导致肌肉萎缩、新陈代谢变慢。根据体重做一些运动来锻炼肌肉可能有助于抵消这种影响，睡眠质量和压力也会影响食欲和活动水平。

可以只靠运动减肥吗？

研究表明，虽然有氧运动可以燃烧脂肪，但是饮食对减肥的影响比运动更大。不管从短期还是长期来看，运动与饮食相结合的减肥方式似乎都更加有效。不过，运动有利于保持较轻的体重，很多体重维持在较轻状态的人表示他们每天都会运动。

毫无疑问，经常运动对健康有许多益处，比如可以显著降低心脏病、中风、结肠癌和抑郁症的发病风险。

一项研究将成功减肥定义为至少减去初始体重的10%，并保持该体重一年之久。这表明最好的减肥方法是慢慢增加运动量和运动强

能量平衡公式：
减肥需要能量负平衡，也就是说摄入的能量要少于静息代谢、体育活动、非运动性活动产热（NEAT）和食物热效应[2]（TEF）消耗的能量总和。

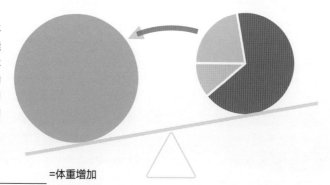

=体重增加

=平衡（保持体重）

———————————

1.机体在静息状态下，没有肌肉活动时，单位时间、单位表面积或体重的能量代谢。

2.由于进食而引起能量消耗增加的现象。

计算能量需求

　　要大概了解你的身体每天所需的能量，首先要计算出你的静息代谢率，然后乘以适当的活动系数。

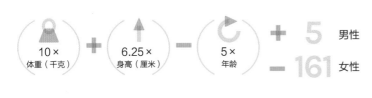

示例：
男性，体重75千克，身高183厘米，40岁，中度活动：
$10 × 75 + 6.25 × 183 − 5 × 40 + 5 ≈ 1699$千卡
1699千卡$× 1.55 ≈ 2633$千卡
*本公式以哈里斯–本尼迪克特公式为依据得出。

度，使运动成为一种充满乐趣的生活习惯，让身体有时间来适应。

活动起来

　　非运动性活动产热（NEAT）是指我们在不睡觉、不吃饭、不运动时消耗的能量。日常生活中的小活动，如站着看书或爬楼梯，都可以提高非运动性活动产热。一项研究综述甚至估计强度更高的非运动性活动（如擦窗户）每天可以多消耗2000千卡的能量。但运动导致的疲劳也会减少非运动性活动产热。

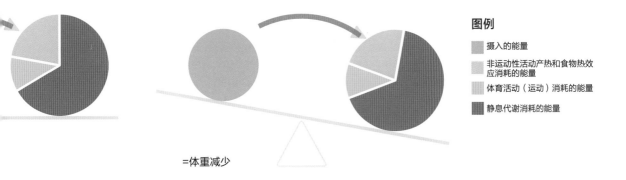

图例

■ 摄入的能量
■ 非运动性活动产热和食物热效应消耗的能量
■ 体育活动（运动）消耗的能量
■ 静息代谢消耗的能量

=体重减少

哪种运动的减脂效果更好？

体内的脂肪广泛分布在肌肉内、器官周围和皮肤之下，这意味着减脂无法只针对某个特定区域。然而，你可能听说过某些类型的运动更有利于减脂，真有这种好事吗？

———

进行较低强度运动（如步行）时，你的身体主要通过消耗脂肪来获取能量。在健身房里，"减脂区"的标识通常出现在划船机和踏步机等有氧健身设备的心率表上。在这个区间内，心率和运动强度相对较低，这样可以更多地消耗身体储存的脂肪，而不是消耗肌肉和肝脏中的糖原以及血液中的葡萄糖。不过，只要你能坚持进行频率和强度更高的锻炼（在保证安全的前提下），身体便能消耗更多的能量，从而减掉更多的体重（借助饮食形成能量差额，见第76~77页）。

空腹有氧运动

有氧运动（如骑自行车、竞走、跑步和跳健美操等）会使心率提升。一些研究显示，空腹时做有氧运动可以提高脂肪燃烧的速度，这是因为当糖原储备耗尽时，身体会转而从脂肪中获取能量。不过，这也可能导致肌肉组织的分解和食欲的增加。

间歇训练

有研究人员认为，将短跑等需要爆发力的高强度运动与低强度运动间隔进行，往往比持

目标心率

可以这样测一下自己的心率：将食指和中指放在手腕的桡动脉处，数出30秒内脉搏的跳动次数，将这个数乘以2就能得出你的心率，单位是次/分。

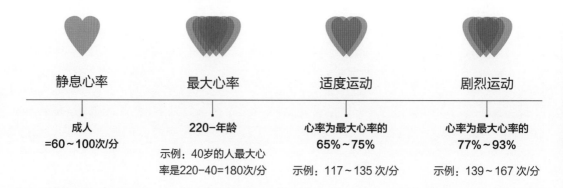

静息心率	最大心率	适度运动	剧烈运动
成人 =60~100次/分	220-年龄 示例：40岁的人最大心率是220-40=180次/分	心率为最大心率的 65%~75% 示例：117~135 次/分	心率为最大心率的 77%~93% 示例：139~167 次/分

续进行中等强度运动（如慢跑）能更有效地燃烧脂肪。然而，2017年的一项针对31项研究的分析发现，高强度间歇训练的减脂效果与持续的中等强度训练的效果相似，而且进行长时间的中等强度训练比短时间的间歇训练更有益。

总的来说，有证据表明，间歇训练更有助于改善体能以及呼吸系统和心血管的健康，而不是减脂——除非你能坚持足够长的时间。

强度转换

在锻炼时变换运动强度是明智之举，这样可以增强锻炼的趣味性并避免受伤。虽然阻力（重量）训练是用来增加肌肉而不是减少脂肪的，但增加肌肉可以促进不运动时的脂肪燃烧。

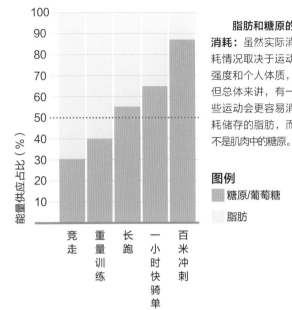

脂肪和糖原的消耗：虽然实际消耗情况取决于运动强度和个人体质，但总体来讲，有一些运动会更容易消耗储存的脂肪，而不是肌肉中的糖原。

图例
- 糖原/葡萄糖
- 脂肪

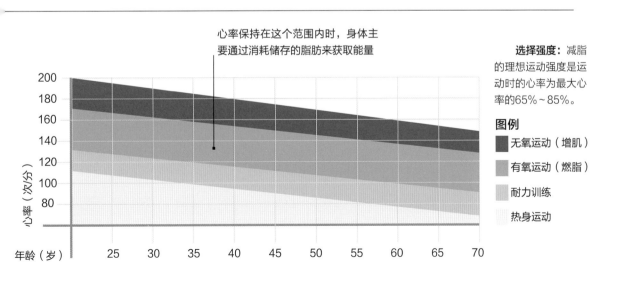

心率保持在这个范围内时，身体主要通过消耗储存的脂肪来获取能量

选择强度：减脂的理想运动强度是运动时的心率为最大心率的65%～85%。

图例
- 无氧运动（增肌）
- 有氧运动（燃脂）
- 耐力训练
- 热身运动

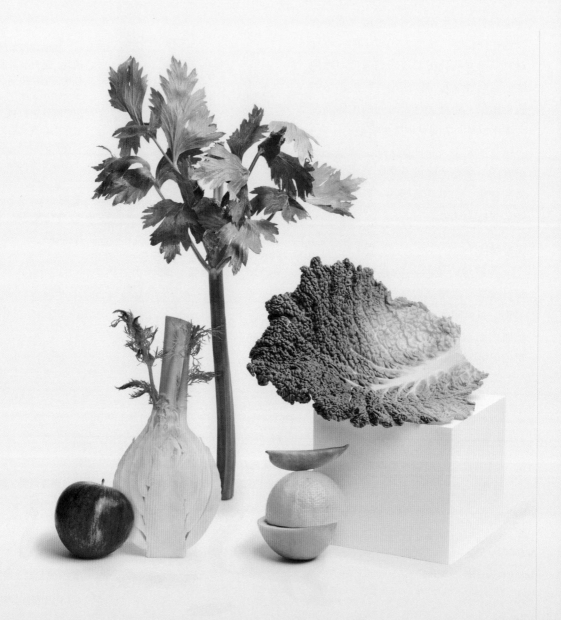

我要节食吗?

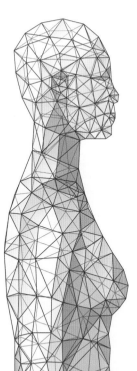

苗条是好事吗？

"苗条"只是对理想体形的想象中的一种。但是，达到这些体形和保持健康之间并无必然联系。

———

体形并不是最佳的健康指标。一个饮食不太健康、很少运动的人的体脂，可能比一个五大三粗、生活方式更健康的人要低，这是基因决定的。科学家们已经找到了一些与肥胖症相关的基因。2019年，研究人员发现肥胖症患者的基因风险评分要高于正常体重的人。

大量证据表明，如果你的体脂不是太高（就你的身高和身材而言），你遇到长期健康问题的可能性就相对较低。例如，超重的人患2型糖尿病的风险会增加3倍（肥胖者是7倍），中年时期超重的人患阿尔茨海默病的风险会增加35%。肥胖还是睡眠不佳、关节和骨骼问题、癌症和冠心病等慢性非传染性疾病以及心理障碍的风险因素。与超重的人相比，体重适宜的人生育能力更强，也更容易受孕（见第170页）。

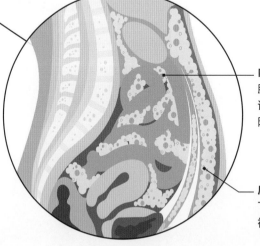

内脏脂肪分布于内脏周围，其含量是许多慢性疾病的风险标志。

皮下脂肪位于皮肤下方，是比较容易被看出来的。

"瘦"在表面：受基因、生活方式和饮食习惯的影响，有的人即使看起来不胖，腹部也可能会有过多的脂肪。

测量身体质量指数（BMI）

身体质量指数能反映身高与体重之间的关系。然而，像职业橄榄球运动员这种非常健壮的人，由于身体的肌肉比例很高，其身体质量指数可能会在不健康的范围内。计算身体质量指数，需用体重（千克）除以身高（米）的平方。例如，身高185厘米，体重96千克的人身体质量指数为96/（1.85×1.85）≈28。

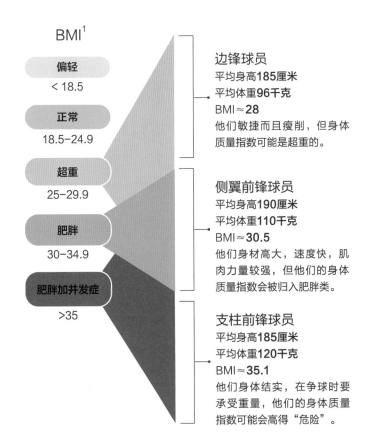

BMI[1]

| 偏轻 |
| < 18.5 |

| 正常 |
| 18.5-24.9 |

| 超重 |
| 25-29.9 |

| 肥胖 |
| 30-34.9 |

| 肥胖加并发症 |
| >35 |

边锋球员
平均身高185厘米
平均体重96千克
BMI ≈ **28**
他们敏捷而且瘦削，但身体质量指数可能是超重的。

侧翼前锋球员
平均身高190厘米
平均体重110千克
BMI ≈ **30.5**
他们身材高大，速度快，肌肉力量较强，但他们的身体质量指数会被归入肥胖类。

支柱前锋球员
平均身高185厘米
平均体重120千克
BMI ≈ **35.1**
他们身体结实，在争球时要承受重量，他们的身体质量指数可能会高得"危险"。

"健康"的体重

我们常用以下两种标准来衡量"健康"和"超重"。身体质量指数（BMI）被业界广泛使用，其数值范围与各种慢性病的发病情况紧密相关。然而，它并不能反映身体的脂肪含量、肌肉含量、骨骼重量，也无法体现年龄和性别（女性往往有更多脂肪）的差异。另一个常用的衡量标准是腰围，因为腹部脂肪过多会增加患肥胖相关疾病的风险。通常正常成人男性腰围大于等于80厘米，女性腰围大于等于80厘米，就要引起重视了。以上两种标准只能用于筛查潜在风险，并不能作为诊断依据。

还有一种"每种体形都健康"的理念更注重对健康的维护，而不考虑体形。支持这一理念的人认为，不考虑体形更有益于健康，因为可以避免反复节食的潜在有害影响，如早逝和出现心理困扰[2]的风险升高。归根结底，营养和健康是社会经济问题，需要理解和共情。

1.本书中的BMI标准以英国标准为依据。

2.由生活环境或精神疾病引起的急性精神压力。

减肥有上限吗？

许多研究发现，有些人在试图减肥时，他们的身体似乎会抓着脂肪不放，结果他们要么达不到目标体重，要么难以维持目标体重。目前为止，科学家尚未弄清其中的确切原因。

————————

对许多人来说，减肥初期的效果是比较明显的，然后他们就会遇到瓶颈，或者减到目标值后体重又反弹了，最终反而变得更重了。一份针对29项长期减肥研究的分析报告指出，超过50%的人减重后体重在两年内就会反弹，超过80%的人体重在五年内会恢复。

体重设定点

体重设定点理论认为，之所以会发生这种情况，是因为每个人的体重都有一个由基因设定的安全范围，这个范围比较窄。当大脑检测到脂肪水平下降到既定水平以下时，它会调整某些激素（比如能抑制食欲的瘦素以及能刺激食欲的食欲刺激素）的分泌，以减缓能量的消耗并增加能量的摄入。当体重恢复后，体重范围上限就会拉高，以保护脂肪储备。科学家认为这种补偿机制可能会持续运转一年。一些研究还认为，反复节食会让我们对关键激素产生抵抗力，从而使减肥变得更加困难。

体重设定点理论得到了大量观察性研究[1]的支持，但它无法解释为什么自20世纪80年代以来西方人的体重和肥胖率增长相对较快，也无法解释为什么肥胖水平会随社会经济状况的变化而变化。

体重适应点

这是一个较新的理论，该理论认为体重的逐渐稳定在某种程度上不仅反映了我们的基因，也反映了我们的饮食、活动水平、生活环境、生活方式和压力水平的所有重大变化。

设定点理论和适应点理论都得到了一些研究的支持。综合来看，两种理论都认为身体有一个预定的体重范围，而其他因素可以影响和改变这个范围。

体重可以重置吗？

现有证据认为，减肥可以持续进行，但循序渐进效果更佳。每周减掉0.45~0.9千克的体重身体更容易适应，效果也更容易维持。要实现这一点，你要让自己摄入的能量小于消耗的能量，还要注意方法的可操作性。例如，多吃蔬菜，步行上下班，而不是每天在健身房泡几小时。研究显示，增加体育活动对身体有益，但减肥效果因人而异，你的身体的反应可能与别人的不同。

————————

1.在自然状态下对研究对象的特征进行观察、记录并对结果进行描述和对比分析。

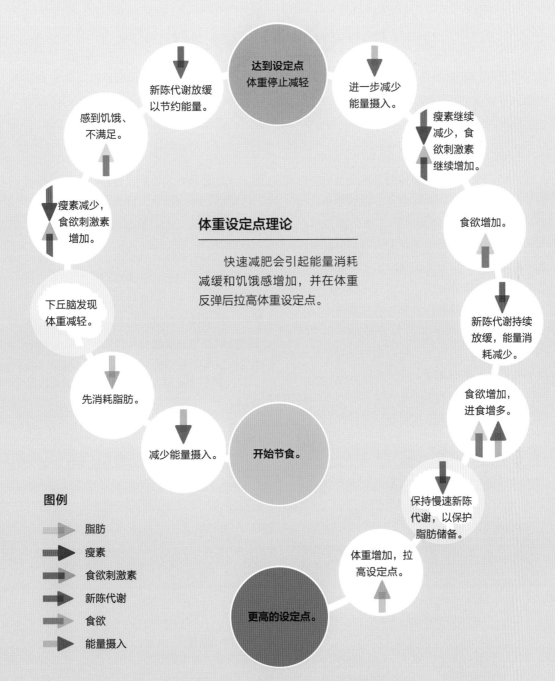

体重设定点理论

快速减肥会引起能量消耗减缓和饥饿感增加，并在体重反弹后拉高体重设定点。

达到设定点
体重停止减轻

进一步减少能量摄入。

瘦素继续减少，食欲刺激素继续增加。

食欲增加。

新陈代谢持续放缓，能量消耗减少。

食欲增加，进食增多。

保持慢速新陈代谢，以保护脂肪储备。

体重增加，拉高设定点。

更高的设定点。

新陈代谢放缓以节约能量。

感到饥饿、不满足。

瘦素减少，食欲刺激素增加。

下丘脑发现体重减轻。

先消耗脂肪。

减少能量摄入。

开始节食。

图例

脂肪
瘦素
食欲刺激素
新陈代谢
食欲
能量摄入

如果节食没用，那什么有用？

　　"节食"往往不是长久之策，一项针对14种流行的节食方案的分析报告指出，节食者的体重大多会在12个月后反弹。在理解了一些节食措施如何影响我们的心理之后，我们可以找到更有效的减肥方法。

　　在婴儿时期，我们会遵照身体发出的饥饿信号行动，只在饿的时候进食，但随着年龄的增长，我们被各种食物信息和社会压力所包围，便丧失了这种天生的能力。我们对食物的复杂心理无疑是减肥失败的因素之一，且可能是减肥的最大障碍。

　　研究发现，限制性饮食者对食物更专注、更渴望。同样，将食物分为"好的"和"坏的"也会导致人们产生一种限制性心态，从而增加他们对食物的渴望，等到可以吃那些"坏的"食物时，他们就可能暴饮暴食。将某些食物作为奖励则暗示这些食物必须通过努力才能吃到，这也会导致人的欲望增加。设定目标也会产生有害的心理影响，因为"偏离计划"会带来挫败感和内疚感，继而导致暴饮暴食。

慢且稳

　　研究认为，用较长时间平缓地减轻体重是最有效的减脂方法。一项研究表明，持续控制饮食（不是遵循某种类型的饮食）是成功控制体重的关键。与其冒着身体乏力和食欲大增的风险节食，不如争取控制每餐食物的份量，并在两餐之间选择更健康的零食。多样化饮食也有助于减肥，尝试让每天的饮食更多样化吧。

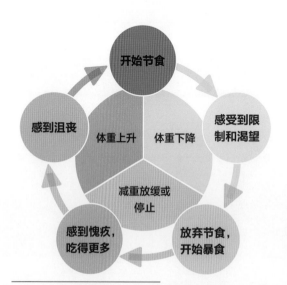

节食的心理周期：节食会让你反复体验成功和失败，可能会发展成有潜在危害的溜溜球节食[1]。

　　1.减肥者不时以节食来减轻体重，但停止节食后体重又上升，继而出现体重反复上升下降的情况，其体重波动与溜溜球的运动轨迹类似。

有效的方法

· 保持平衡膳食（见第32~33页）。

· 控制每餐食物的份量。

· 偶尔吃些自己喜欢的、不太健康的食物。

· 遵从身体发出的信号：饿了就吃，饱了就停。

· 定期锻炼：最好每天锻炼30分钟。

· 学着管理压力：压力会增加皮质醇的释放，皮质醇会降低血糖并激发我们的食欲。

· 保持充足的睡眠：睡眠充足有助于控制皮质醇水平。

在坚持平衡膳食的前提下，可以享用奶酪之类的高热量食物，但只能吃一小份。

除了脂肪，一块拇指大小的硬奶酪还含有大约180毫克钙和8克蛋白质。

相比低脂低盐的意大利干酪和茅屋奶酪等，我们更应该少吃山羊奶酪、布里奶酪和卡门培尔奶酪。

"坏的"食物： 在减肥时，奶酪常被排除在食谱之外，其实它含有蛋白质、维生素和矿物质，所含的脂肪还可以带来满足感。

如何找到适合自己的减肥饮食计划？

与其遵循固定的饮食计划，专注于控制能量或不吃特定的食物，不如找到一种适合自己的饮食方式（也许需要专业人士的帮助），这才是保持理想体重的最佳方案。

———

如今，市面上流行的减肥饮食计划五花八门，实际上，各种减肥饮食计划的效果因人而异。2020年，一项针对三种主流减肥饮食计划（低碳水化合物、高蛋白和低脂）的研究得出结论，三种饮食计划的效果不相上下，结果因人而异。其他研究认为，食物的品质是我们能否达到并保持健康体重的一个重要因素。卡路里并不能说明一切，我们需要考虑每种食物的整体营养成分以及我们的饮食习惯。

个性化营养方案

关于个性化营养方案的研究较少，但科学家们正在进行一项大规模的长期观察性研究，名为"10K计划"。该研究将观察参与者对不同食物的反应，分析他们的肠道菌群构成，以及探究他们是否应该根据自己的基因选择食物。研究结果可能会推动用个性化营养方案和饮食计划来改善健康方面的研究的开展。

同时，理想的营养方案应该利于社交，还能解决情感和生理需求，并给人舒适感。需要考虑的因素包括：

·你对"健康"的定义：是多吃蔬菜，还是只要少吃糖就行？

·你的活动量和运动频率。

·你对食物的喜好、认知及顾虑。

·你的身体和心理健康状况，包括睡眠质量、激素水平和焦虑等级。

·社会、文化和家庭的影响。

·实际的目标及有利因素。

写饮食日记

这是一个了解个人饮食模式的好方法。它会帮助你了解时间、事件、情绪以及不同的人是如何影响你的进食的。

什么食物

要具体
详细记录每次摄入的食物，例如：一杯茶（加了1茶匙糖和10毫升脱脂牛奶）。

有多饱

吃饱了吗？满足吗？
给饭后的满足感以及进食前后的饥饿感打分（满分为10分）。

什么时间

时间诱因
是计划中的正餐，还是常规的零食，或者是冲动进食？

咨询专家

　　合格的注册营养或临床营养学家可以为你提供长期的减肥指导，并帮你解决其他健康问题。他们会详细询问你的健康状况、既往饮食情况以及减肥目标，并要求你写饮食日记或生活方式日记。最好提前把你的问题写下来，因为一上来就讨论生活和饮食习惯可能会让人不知所措。结束咨询时，你应该带着笔记和专家的建议离开，在大多数情况下，还要预约好后续的咨询。

　　专业的咨询可能会很贵，除了做咨询，还有其他选择，比如加入营养自助工程或使用在线营养规划工具等。

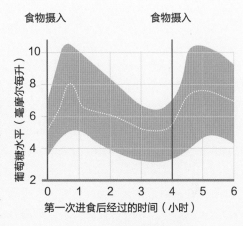

食物对血糖的影响

个体对食物的反应各不相同： 一项针对1000多人的研究发现，吃同样的饭菜，某些人的血糖水平会上升得更高，这表明理想的营养方案应该考虑个体的生物学特性。

图例
- ■ 葡萄糖水平
- ▨ 葡萄糖水平平均值
- ━ 吃正餐

什么地点

地点诱因
我们会习惯于在某些特定场所进食。

有哪些饭友

出于礼貌？
吃撑了或没吃够可能是因为某些人、事件或社会习俗等。

在干什么

食物还是能量？
是在健身时或者忙工作时补充能量吗？

感受如何

食物和情绪
记录进食前的感觉，以及食物是否会影响你的情绪。

我需要增重吗？

"太瘦""骨瘦如柴"之类的标签和那些较胖的人背负的标签一样伤人，对一些身材天生娇小的人来说尤其如此。然而，增加脂肪或肌肉并没有那么简单。

增重是一个复杂的问题。身体质量指数（BMI）是衡量一个人的体重是超重、正常还是偏轻（BMI低于18.5）的指标。然而，2019年的一项针对2000名身体质量指数低于18kg/m²的受试者的研究发现，有75%的人在遗传上有体重不足的倾向，是典型的"健康瘦"。因此，即便你的身体质量指数处在偏轻的范围，你也有可能没必要增重（一个身体质量指数低但看起来健康的人要想达到最佳健康状态，可能仍然需要增加体重）。

基因的作用

有些人天生体重偏轻，因为他们的身体中可堆积脂肪的脂肪组织的数量较少。基因也会影响肌肉生长的能力，从而影响能量消耗的速度。人们常说体形娇小的人新陈代谢能力强，其实，体形越大、肌肉越多，身体的新陈代谢就越活跃，能量消耗就越多。体形娇小的人增重的能力与肌肉量有关。如果肌肉量高，增重就会更加困难。

对健康的影响

除了遗传因素外，压力、疾病、饮食等因素也会导致体重过轻。

体重过轻会导致一些健康问题，如容易疲劳、免疫力下降、骨质疏松和月经不调。这可能是因为吃得不够多，身体没有获得足够的关键营养素（如钙）。有些人可能都没有意识到他们的体重是低于理想体重的。出现下列迹象时需警惕：

· 食欲不振；

· 排便不规律，尤其是排便少；

· 头发稀疏、脱发或皮肤干燥；

· 经常感到不适。

安全增重

要增重，仅仅靠多吃是行不通的，摄取的食物类型和活动量也需要调整。请向医生或注册营养师咨询如何安全、持久地增重。一般来说，可以以每周增重0.5～1千克为目标，并做一些低强度的运动。通过多吃增重不是一件容易的事。可以在保持饮食均衡的前提下多吃一些营养丰富的高热量、高脂肪或高糖食物，例如：

· 淀粉类食物，如土豆、面包、意大利面和大米；

· 全脂牛奶（喝到体重开始上升为止）；

· 含不饱和脂肪酸的油类；

· 坚果、种子类或油梨（获取健康的脂肪）；

· 豆类、蛋类、肉类和鱼类（获取蛋白质）；

· 酸奶、自制奶昔或牛奶布丁（获取蛋白质和能量）。

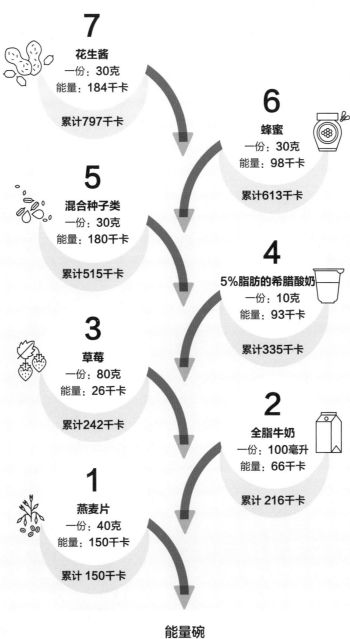

7

花生酱
一份：30克
能量：184千卡

累计797千卡

6

蜂蜜
一份：30克
能量：98千卡

累计613千卡

5

混合种子类
一份：30克
能量：180千卡

累计515千卡

4

5%脂肪的希腊酸奶
一份：10克
能量：93千卡

累计335千卡

3

草莓
一份：80克
能量：26千卡

累计242千卡

2

全脂牛奶
一份：100毫升
能量：66千卡

累计 216千卡

1

燕麦片
一份：40克
能量：150千卡

累计 150千卡

能量碗

可以在一餐中加入几种营养丰富的食物，
每种的量相对少一些（如图示的早餐能量碗），
这样无须吃太多食物，便可以提高能量摄入量。

需要计算能量吗？

计算能量有助于我们知晓日常的能量消耗。但食物不仅仅能提供能量，将其简化为一个数字可能会使我们忽视食物的营养价值。

————

监测食物的能量有助于实现减肥所需的能量差额。然而，能量相当的食物营养价值不一定对等。而且，身体代谢不同食物的方式也不同，例如，身体从玉米饼中获取的能量可能比从同等质量的甜玉米中获取的能量要多（吃了甜玉米隔天如厕时可能会见到一些甜玉米粒）。此外，有些人可能天生更容易获取能量。

计算能量的不利影响

除了耗费时间之外，计算能量还可能导致限制性行为或使我们形成不健康的饮食习惯。我们可能会经不住高度加工食品的诱惑，因为它们的包装上清晰地标出了能量值，很容易计算。另一方面，纯粹根据能量选择食物可能会将一些营养丰富的食物（比如油性鱼类和坚果）拒之门外。

追踪工具

许多人使用健身追踪器追踪能量消耗。虽然这些工具能鼓励人们进行规律的运动，但一项研究发现，追踪工具设计者可能高估了步行时消耗的能量（高估50%以上）。用追踪工具大致衡量能量摄入量和消耗量还可以，如果完全依赖它们提供的数据，可能会导致我们过度进食。一些应用程序的设计初衷是为了让用户持续使用，这可能会导致用户沉迷其中。

如果你选择计算能量，要注意保持饮食的健康、均衡，并重视身体发出的饥饿信号。

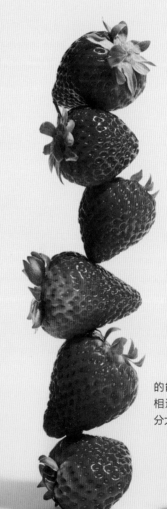

不平等的能量
一颗硬糖所含的能量与六颗草莓相近，但硬糖的成分大部分是糖。

可以依赖体重秤吗？

如果你正在努力减肥，那么踏上体重秤的时刻就是迎接检验的重大时刻。但是体重秤的读数并不能反映我们身体的实际情况。

————

称体重是一种简单的自我监测方法，方便我们随时对身体的能量平衡（见第76~77页）进行小的调整。一项研究评论指出，每天称体重的人会比不经常称体重的人减重减得更多。然而，最好不要依靠体重秤来衡量减肥成果。

体重变量

我们的体重在餐后会有波动，一天中会有1~3千克的波动，一般在晚上吃饱喝足后体重会高一些。盐、酒精、药物会导致水肿，女性在经期也可能出现水肿现象，从而引起体重波动。一项研究发现，过完周末后我们的体重会达到一周中的最高值，理想的称重时间是周三早上进食之前。如果你想大致确定自己的基础体重，则需要在每周的同一时间使用同一个体重秤称重，称重时不要穿衣服。

此外，过度依赖体重秤可能会导致我们体形不健康或与食物的关系不健康。对一些人来说，体重秤成了拐杖。

体重秤没告诉我什么？

要注意，体重读数并不能反映你的体脂率、身体成分或健康状况。即使体重秤上的数字没有变小，你仍然可以减脂增肌，改善睡眠质量和肠道健康（见第40~43页）。

所谓的智能体重秤声称能通过向身体发送微小的电流测量体脂率。然而，事情并没有那么简单，例如，如果身体缺水，智能体重秤测出的体脂率会偏高。大多数研究认为智能体重秤测得的数字并不准确。

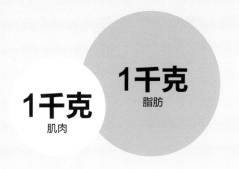

1千克
肌肉

1千克
脂肪

脂肪和肌肉
　肌肉比脂肪密度更高，占用的空间更少；肌肉越多，体重就越重，但人看上去会更瘦。

用餐时间重要吗?

研究表明,我们进食的时间和方式会影响我们的身心健康,无论是早上腾出时间吃早餐,还是晚上和家人坐在一起吃晚餐。

————

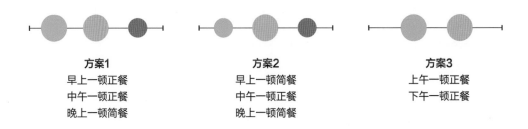

方案1	方案2	方案3
早上一顿正餐	早上一顿简餐	上午一顿正餐
中午一顿正餐	中午一顿正餐	下午一顿正餐
晚上一顿简餐	晚上一顿简餐	

多项研究表明,每天在同一时间进餐更有利于身体健康。有证据表明,规律的进餐模式(包括吃早餐、每天吃2～3顿饭,以及在上午加大能量摄入的比例)有减少炎症、提高抗压能力等益处。保持规律的进餐时间能建立节奏感,有利于我们的心理健康。

食欲和能量消耗遵循昼夜节律,也就是调节我们的睡眠等活动的"生物钟"。但是你吃饭的时间可能会改变这种节奏。

将进餐时间与自己的睡眠周期相匹配,可以改善健康状况并控制体重的增加。这并不是让你限制饮食,而是让你根据身体的需求决定进餐时间和食量。有些时候我们会感觉格外饿,这是正常的,要尊重身体的感觉。

充分利用用餐时间

用餐时,尽量坐在餐桌前并挺直上身,因为这种姿势便于胃的排空,有助于消化,还能促使我们有意识地进食,并注意到饱腹感(见第96页,198~199页)。能与朋友或家人一起吃饭就更好了,在吃饭时进行简单的交谈可以减慢吃饭的速度,这样我们更容易感受到饱腹感。相反,一边看电视一边吃饭会分散我们的注意力,研究表明,这可能会让我们过度进食。

早餐

最近的一项针对早餐不规律问题的研究发现,年龄在13~18岁之间的人最有可能不吃早餐,在这个年龄组中,22%的参与者在4天中只有2天或更少的时间吃早餐。以往的研究表明,家庭结构、种族、经济水平、时间限制和食欲的差异都会影响人们吃早餐习惯的养成。

零食有害吗？

吃零食经常被视为坏习惯，但实际上适度吃零食可以成为一种补充营养的途径。

在两餐之间吃零食是司空见惯的事。有报告显示，94%的美国人和66%的英国人每天至少要吃一次零食。吃零食本身没有坏处：它可以帮助你保持能量水平（特别是在忙碌的日子里），防止你因饥饿而过度进食。

然而，当零食开始取代正餐，那就绝不是好事了，因为我们不可能从零食中获得所需的所有营养物质。许多人吃零食是因为无聊，这是一种享乐饥饿（见第96页）。单纯为了快乐而吃东西不一定是坏事，毕竟，食物不只是用来提供能量的。但是如果你选择的都是饼干、糖果、蛋糕等高糖分、高脂肪的零食，或者在一天中频繁地吃零食，你的能量摄入可能会超过身体所需。除此之外，休闲食品行业经常使用虚假的营销手段。虽然独立包装的零食棒吃起来很方便（尤其是在外出的时候），但是许多零食棒含有大量的糖——尽管厂家宣称它们是"健康"的选择。（见第54~55页）

在选择零食时，没有必要完全避开某些食物，最佳方案是"凡事皆有度"。聪明地吃零食，做健康、均衡的选择才是最佳方案，这样可以防止血糖飙升（见第194~195页），使饱腹感更持久。

现代趋势

一份报告发现，"千禧一代"比老一辈人更喜欢吃零食。

"千禧一代"中，几乎有四分之一的人每天至少吃四次零食，其中很大一部分人吃零食是因为无聊或压力大。

健康零食：

- 胡萝卜条和鹰嘴豆泥
- 切碎的苹果加一茶匙花生酱
- 一小把坚果
- 香蕉和酸奶
- 自制的能量球
- 油梨米饼

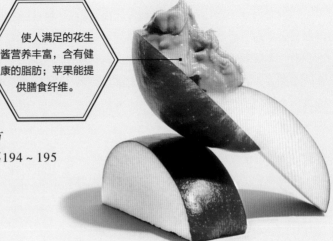

使人满足的花生酱营养丰富，含有健康的脂肪；苹果能提供膳食纤维。

为何我总是感到饥饿？

这既可能是因为你需要吃更多东西，也可能是你误解了身体发出的信号。饥饿常被误解。

———————

我们都有过饥饿感，当身体需要能量和营养的时候，我们就会有这种感觉。饱腹指的是吃饱，而饱足指的是满足。

激素控制饥饿感和饱腹感的切换，而你吃的食物会影响这些激素的平衡。食物会改变肠道激素水平，进而影响血液中的代谢物和它们在体内传递的信号。

饥饿的类型

饥饿分为稳态饥饿和享乐饥饿两种。稳态饥饿指的是由于身体需要能量而想吃东西的一种生理感觉（见下一页）。享乐饥饿是为了追求快乐而想吃东西的一种感觉。当我们闻到或吃到美味的食物时，大脑会释放多巴胺等"快乐激素"。然后，我们会将这种食物与我们体验过的愉悦感联系起来，这会使我们下次还想吃或一下子吃过量。

心理和情绪因素以尚不明确的方式影响饥饿激素的平衡，疲劳也会对这些激素的分泌产生影响。人体有一个复杂的激素系统，各种激素以多种方式相互作用。例如，皮质醇是一种能抑制食欲的应激激素，但在压力不断积累的情况下，它又可以增强食欲。

管理持续的饥饿感

随着年龄的增长，我们似乎失去了与生俱来的识别饥饿信号的能力。例如，人们很容易将渴望当成饥饿。与饥饿抗衡可能弊大于利，但分辨出自己是真的需要能量，还是只是想获得食物带来的快乐是有好处的。

如果你感到疲倦，肚子咕咕叫，你的身体很可能是缺乏能量了，你需要补充能量以获得饱腹感。如果这种情况经常发生，就在用餐时多吃一点，可以考虑增加碳水化合物的摄入量，或者在外出时带点零食。

如果你一直感觉到享乐饥饿，那么你很可能是需要饱足感。研究表明，某些类型的食物比其他食物更容易让人满足。富含膳食纤维或蛋白质的食物可有效抑制食欲刺激素的分泌。

不要有"破罐子破摔"的心态

当你放弃与饥饿抗衡并吃撑的时候，内疚、沮丧和满足等相互冲突的情绪交织在一起，会形成一种破坏性的模式。如果你很难发现身体给出的暗示，可以尝试正念饮食和直觉饮食（见第196～199页）。吃饭时尽量少分心，最好关掉电视。

饭后吃一块巧克力来增加饱腹感是没问题的，但如果你已经吃多了或是因无聊而吃东西，那就先花点时间倾听身体的声音，想想自己是否真的饿了。这样，渴望一般就会消散。还可以做一些活动来分散自己的注意力。

另外，延长咀嚼食物的时间可以让你少吃一些，并且在饭后更有饱腹感。

饥饿激素

食欲受几种激素共同调节，其中最主要的是食欲刺激素和瘦素。大脑能对这些激素的水平做出反应，启动相应的身体进程，从而引起饥饿感或饱腹感。

图例

增强饥饿感
减弱饥饿感

食欲刺激素

产生于胃部。

空腹时，胃会将食欲刺激素分泌到血液中，让人产生饥饿感。

瘦素

产生于脂肪组织。

吃完饭后（不是两餐之间），瘦素通过向下丘脑发出信号限制食物摄入，调节能量平衡。

肠道细菌有助于减肥吗？

研究表明，肠道菌群（居住在我们的肠道中的无数细菌）可能是影响减肥效果的因素之一。

———————

很多研究揭示了肠道菌群多样性对身心健康的重要性，这使得人们对肠道菌群的兴趣日益高涨。肠道菌群涉及免疫、消化等多个身体系统（见第40～45页和第132～133页）。就像基因组成一样，没有两个人的肠道菌群组成是完全相同的，研究发现，肠道菌群的变化和身体成分之间存在相关性。

多样性的影响

一项研究让26名受试者在一段时间内采用水果蔬菜占比高的低热量饮食，结果发现其中一些人体重比其他人减得多。研究者认为，这可能是由于人们的肠道菌群组成不同，这会影响食物的分解效率，进而影响体重的减轻程度。在另一项研究中，研究人员分析了169名肥胖成年人和123名非肥胖成年人的肠道菌群，发现23%的肠道菌群多样性较低的人有肥胖倾向，而且炎症标志物含量和血脂水平更高，胰岛素效率更低，这使得他们患糖尿病和心血管病的风险更高。

肠道细菌的类型和多样性可以影响身体处理食物的方式和其他生化反应，从而影响减肥效果。这些个体差异可能是遗传基因和环境共同作用的结果。例如，已被证明可以防止实验鼠体重增加的克里斯滕森氏菌科[1]细菌主要存在于瘦人体内。我们可以通过食用各种富含膳食纤维的植物性食物和益生菌发酵食品，以及限制抗生素和药物的使用，来增加肠道菌群的多样性。然而，目前的研究还不充分，要证实肠道细菌对减肥的影响程度还需要进行更多研究。到目前为止，除了多样性之外，尚未有关于健康的肠道菌群的准确定义。

粪肠球菌

嗜黏蛋白阿克曼菌

小克里斯滕森氏菌

双歧杆菌

嗜酸乳杆菌

大肠杆菌（无害菌株）

———————

1.属于厚壁菌门，在人类和动物肠道及黏膜中广泛存在，对宿主健康非常重要。

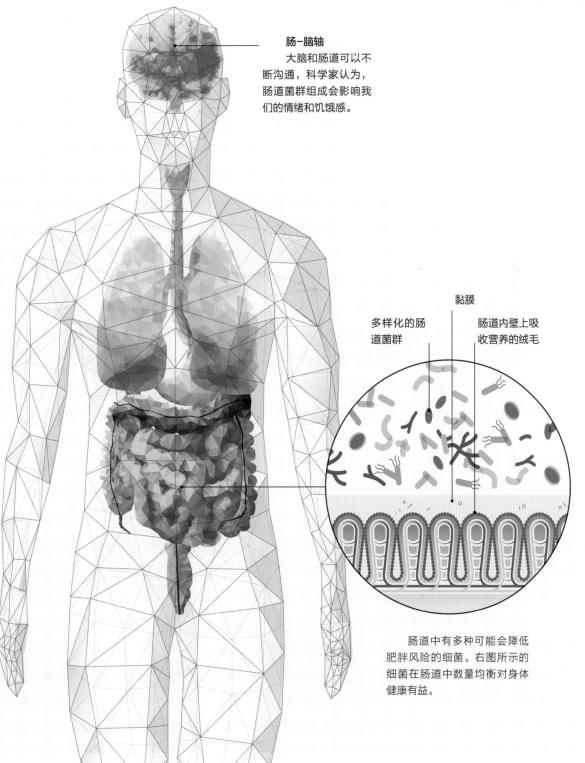

肠-脑轴
　　大脑和肠道可以不断沟通，科学家认为，肠道菌群组成会影响我们的情绪和饥饿感。

多样化的肠道菌群

黏膜

肠道内壁上吸收营养的绒毛

　　肠道中有多种可能会降低肥胖风险的细菌。右图所示的细菌在肠道中数量均衡对身体健康有益。

液态食品有助于减肥吗？

思慕雪和代餐汤是减肥时可以用来代替正餐或零食的饮料。这些产品经常被鼓吹为速效减肥的法宝，这种说法属实吗？

———————

对一些人来说，液态食品帮他们吹响了减肥的号角，但研究表明，液态食品只在短期内有效。不建议长期食用液态食品，而且，恢复正常饮食后体重可能会增加。

有利影响

对液态食品的研究得到了一些积极的结果。受试者通过液态饮食将每日能量摄入控制在800千卡左右，到12个月时他们的体重明显减轻。三到五个月之后，他们恢复了正常饮食，但体重仍然在下降。因此，虽然液态食品不能长期食用，但当一个人有了减肥的意识并想体验身心健康带来的正能量时，液态食品可以帮助他做出改变。

液态食品为忙碌的减肥者提供了方便，也免去了他们选择食物的顾虑。此外，液态食品的微量营养素含量比较高。一些（产品价格高昂的）品牌甚至声称其产品比一般的饭菜更有营养。

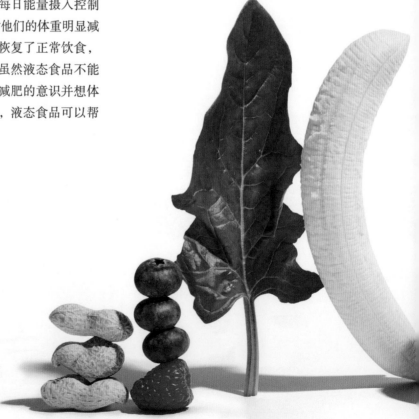

思慕雪方便携带。偶尔用思慕雪当早餐或午餐，方便又营养。

不利影响

咀嚼可以促进营养吸收。一项研究发现，咀嚼杏仁25～40次可以抑制饥饿感，提高身体吸收杏仁中营养物质的能力。咀嚼不充分的人可能会出现消化问题，并可能在之后吃下更多零食。依赖液态食品的人也是如此。

依赖液态食品一段时间并取得一定的减肥效果后，在恢复正常饮食时，问题就可能出现。旧的饮食习惯容易卷土重来，使体重反弹。饮食控制和新陈代谢率降低引起的激素水平变化可能使问题加剧（见第84～85页）。

吃液态食品还会让人与食物的关系变差（见第202～203页）。此外，遵循固定的饮食计划会降低个体对身体发出的饥饿信号的反应能力，使个体在饱腹感上产生偏差，这可能会使向固体食品的过渡变得更加困难。

还有很重要的一点是，吃液态食品会剥夺用餐的乐趣和社交性。与家人和朋友一起享用美食对健康至关重要。

自制代餐汤和思慕雪

在均衡的固体食品饮食中加入液态食品并无不妥。在正常饮食的基础上来点思慕雪并不是一个坏主意。这是一个轻松补充营养素的好方法，特别是在你不喜欢吃水果蔬菜，或者没有胃口，觉得喝比吃更舒服的情况下。

此外，你还可以用大量蔬菜做汤，为饮食添加丰富的膳食纤维。

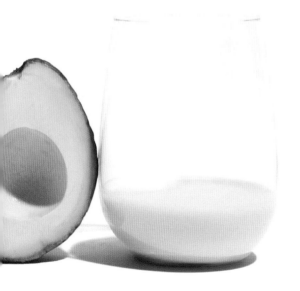

营养添加物

自己做思慕雪时，可以加入更多营养丰富的食材，降低糖的含量。

市面上的成品思慕雪中加了很多水果。制造商知道，水果中的糖分会使他们的产品更可口。自己制作思慕雪时，可以增加蔬菜的含量。尝试添加富含健康脂肪的食材，如亚麻籽和油梨。还可以添加一些蛋白粉，让这杯营养饮料更像完整的一餐。

我要减少碳水化合物的摄入吗?

一些低碳水饮食,如生酮饮食、阿特金斯饮食和杜肯饮食,近年来大受欢迎,这在很大程度上是因为媒体报道称"低碳水化合物"或"无碳水化合物"是减肥秘籍。这完全是错误的。

———————

每个人对碳水化合物的需求都是不同的,需求量取决于年龄、性别、体形和活动水平等因素。如果觉得摄入的碳水化合物超过了身体所需,为了实现均衡饮食而减少摄入是明智之举,但低碳水饮食与此不可相提并论。

媒体和一些科学文献声称碳水化合物会使人发胖。诚然,人们的活动量正在减少,身体对碳水化合物的需求也降低了,但碳水化合物仍是平衡膳食的一个重要部分。要知道,日本是肥胖率最低的国家之一,同时也是碳水化合物摄入比例最高的国家之一。

糖原减重错觉

1克糖原(储存的葡萄糖)会与3克水一起储存。在遵循低碳水饮食的过程中,当糖原储存被耗尽时,随之发生的水分流失常常被误认为是脂肪流失。

水分流失

多数碳水化合物(以葡萄糖的形式)可以转化为糖原分子储存起来,水分会和糖原一起储存,供糖原重新转化为葡萄糖时使用。在遵循低碳水饮食时,身体储存的糖原较少,所以相应的水分也就少了。这种突然的体重减轻常常被误认为是脂肪减少的结果。

低碳水饮食

低碳水饮食主张大量减少碳水化合物的摄入或完全不摄入碳水化合物类食物,如意大利面、大米、面包,含淀粉的水果、蔬菜以及豆类。

研究显示,低碳水饮食和低脂饮食在减肥方面的效果没有显著差异。虽然有研究表明生酮饮食可以减轻体重,但效果并不持久。参与这些研究的受试者退出率很高,由此也可以看出坚持低碳水饮食是多么困难。

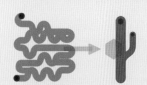

消化碳水化合物

碳水化合物在消化过程中被分解,并向血液中释放葡萄糖。

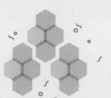

储存糖原

多余的葡萄糖被转化为糖原,与水分一起储存在肝脏和肌肉中,糖原和水分的比例为1:3。

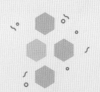

释放葡萄糖

当身体需要能量时,糖原分解为葡萄糖,葡萄糖与水分一起进入血液中。

2型糖尿病

低碳水饮食目前仅被证实对2型糖尿病患者有益。

对于想要减肥的2型糖尿病患者来说，低碳水饮食是一种安全有效的短期体重管理方案，有助于控制血糖和降低心血管病的发病风险。要在健康专家的指导下进行，以便及时调整降血糖药物用量，并监测血糖水平，防范低血糖的发生。（见第164～165页）

碳水化合物对健康有益（见第4页）。如果突然限制碳水化合物摄入量，你可能会出现头痛和便秘等症状。碳水化合物中的膳食纤维有多种好处，包括帮助消化和维持血糖水平稳定。将许多水果和蔬菜排除在外的生酮饮食可能会导致便秘，而且生酮饮食者可能无法享受滋养肠道菌群带来的长期健康益处。（见第40～45页）

限制碳水化合物会导致疲劳、情绪低落，以及对食物的渴望降低，不建议从进食障碍（见第200～203页）中恢复过来的人及儿童采用这种饮食法。

宏量营养素不平衡

限制任何一种类型的食物都可能导致营养素缺乏。当碳水化合物被排除或被限制时，我们可能需要用其他宏量营养素来填补能量缺口。蛋白质和脂肪的摄入量可能会增加到不健康的水平，这可能会减轻饥饿感，从而帮助减肥，但会引发其他问题，如胆固醇水平升高。研究发现，健康的年轻人采用低碳水、高脂饮食后，低密度脂蛋白水平增加了44%。生酮饮食法建议人们多吃高脂食物，但如果不区分饱和脂肪和不饱和脂肪，低密度脂蛋白水平很容易升高，进而使心脏病和中风的发病风险升高。

碳水化合物参考摄入量

每日
250克

低碳水饮食

每日
<130克

生酮饮食

每日
<50克

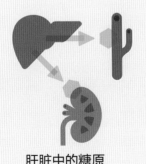

肝脏中的糖原

储存在肝脏中的糖原首先被使用，释放出的水分通过血液流向肾脏，以尿液形式排出。

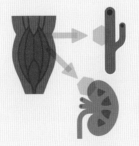

肌肉中的糖原

一旦肝脏中的糖原储备耗尽，身体就会消耗肌肉中储存的糖原。

水分的重量

碳水化合物摄入量减少时，身体的糖原储备会耗尽，随之储存的水分也会流失。此时减少的体重是水分（不是脂肪）的重量。

何为排毒餐和排毒茶？

　　"排毒"是饮食行业的流行词。许多食品和饮食方案宣称能清除身体的毒素，帮助减肥，甚至减少橘皮组织。其实，没有必要刻意排毒，因为身体本身就有一套非常有效的排毒系统。

　　事实是，我们根本不需要给身体排毒，排毒饮食不会带来预期中的效果。我们每天都会从呼吸的空气和吃的食物中接触到环境毒素。身体是一个奇妙的有机体，肝脏能有效地清除外来的或身体内产生的毒素。

　　排毒饮食带来的"干净"的感觉刺激减肥者反复实践这种既花钱又处处受限的饮食方式。遵循排毒饮食计划，你的体重可能会下降一些，但其中大部分是流失的水分的重量（见第102～103页），恢复正常饮食时体重也会恢复。

有风险，无回报

　　由于排毒饮食限制诸多，坚持得越久，身体出现营养不足的风险就越大。这些限制也剥夺了你自由饮食的权利，你可能会感到饥饿，随后可能会暴饮暴食。

　　只能说，排毒餐对减肥没有好处，营养搭配上也十分不合理。没有健康专家会推荐排毒餐，因为身体根本不需要排毒。

排毒茶

　　"排毒茶"最近引起了人们的广泛关注，许多人发表了耸人听闻的减肥声明。实践那些新的饮食模式，你的体重有可能在短期内减轻，但没有科学证据支持喝排毒茶有助于减肥的观点。

　　排毒茶或瘦身茶已经成为热点产品，厂家声称这些产品可以让人体的新陈代谢进入超速状态，让你在不节食的情况下快速减肥。瞧瞧，多诱人！

　　实际上，排毒茶可能很危险，不推荐选择这类产品。有些产品只是茶叶形式的泻药，其

肝脏解毒

　　在消化过程中，含有营养物质的血液由小肠流到肝脏。营养物质在肝脏中进行代谢，代谢产物会被输送到需要它们的部位。同时，肝细胞会分解毒素，并将废物排出。

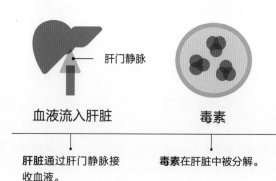

肝门静脉

血液流入肝脏　　毒素

肝脏通过肝门静脉接收血液。　　毒素在肝脏中被分解。

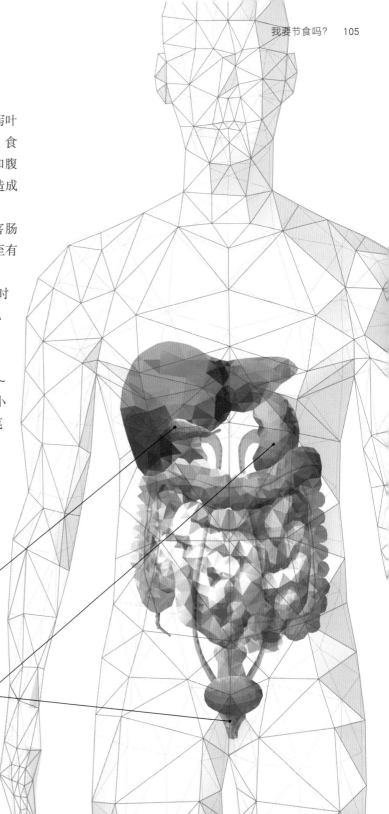

主要原料是治疗便秘的番泻叶。番泻叶能促进肠道蠕动，还有利尿的作用。食用番泻叶可能会导致脱水、痉挛和腹泻，还可能影响营养物质的吸收，造成钙、钠和钾等关键矿物质的缺乏。

定期或长期食用番泻叶会损害肠道内壁健康，破坏电解质平衡，甚至有可能造成心脏损伤。

使用泻药"清肠"减肥可以暂时使身材看上去更苗条，因为肠道已经被非正常地清空了。但这样做对减脂毫无作用，因为食物中的产能营养素是在小肠中被吸收的（见第20~21页），而泻药作用的地方是在离小肠很远的结肠。所以，你花一大笔钱买的瘦身茶，主要作用可能是把你关在厕所里！

通过粪便排泄

通过肠道：废物经胆囊返回到小肠，最终以粪便形式离开身体。

通过尿液排泄

通过膀胱：一些血液中的毒素被输送到肾脏，然后进入膀胱，以尿液形式排出。

几顿不吃可以吗?

随便跳过一两餐，既能减肥，又不必太纠结每餐吃了什么。这听起来很简单,但减肥真这么容易吗? 这么做存在危害吗?

间歇性禁食（IF）是近年来越来越流行的一种减肥方法,它主要有三种类型：

· **全日断食：**包括众所周知的5:2轻断食,也就是一周有两天只摄入400~500千卡的能量。

· **隔日断食：**隔一天断食一次。建议在断食当天只吃一餐。

· **限时进食：**比如16:8轻断食,断食时可以和平时吃同样的食物,只要每天把进食时间

限制在8小时之内就可以了。按这种方法断食的人通常会不吃早餐。

大部分关于间歇性禁食的研究都是基于简单的能量限制。这些饮食方法很受欢迎,因为它们提供了简单的方式来减少能量摄入,从而使体重下降。例如,许多遵循限时进食的人会在夜间"禁食",加上他们能吃东西的时间较短,所以他们摄入的能量通常比平时少。然

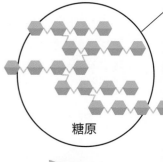

糖原

限时进食

这种方法通常利用我们晚上入睡的这段自然禁食期设定晚上的禁食时间。下面是16小时禁食期的作息表示例。

晚餐窗口

窗口关闭

夜间饮水

禁食0~12小时

下午6点：窗口打开
在两小时的开放期内随意进食。

晚上8点：截止点
即便时间紧张,也尽量不要吃得太快。

任何时候：水分供应要充足
选择水、凉茶、不含牛奶的茶或咖啡,不要喝酒、果汁或含糖饮料。

来自糖原的能量
这期间,身体会消耗储存在肝脏中的糖原。

而，间歇性禁食并不是对每个人都有效，比如那些有安慰性进食或暴饮暴食倾向的人，他们不会吃饱了就停下来。

不吃早餐

吃早餐对保持健康体重尤其重要。研究表明，早餐吃饱更容易帮助你控制一天的食物摄入量，吃早餐的人的减肥效果似乎更持久。如果你打算进行间歇性禁食，最好不要跳过早餐。有证据表明，不吃早餐可能有助于肥胖者减肥，但除了单纯的能量摄入减少之外，还不清楚为什么会出现这种情况。跳过任何一餐都要小心，特别是那些容易饿醒的人。

禁食的风险

更令人担忧的是，间歇性禁食有可能导致暴饮暴食，甚至是进食障碍。不吃饭不是长久之计。一些证据显示，间歇性禁食可以降低糖尿病和心脏病的发病风险，但这方面的研究仍处于起步阶段。效果持久、健康的减肥方案包含许多方面的内容，例如均衡、多样、令人享受的饮食，良好的睡眠质量，适量的体育活动和合理的压力管理。没有必要因为减肥而扰乱自己的正常生活。

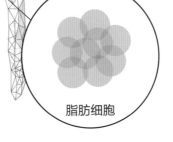

脂肪细胞

禁食12～16小时

能量来源
糖原耗尽之后，身体开始从脂肪细胞中获取能量。

早餐

中午12点：打破禁食
从营养密集的全麦食品和水果蔬菜开始，并控制能量摄入量。

午餐

下午4点：健康餐/零食
虽然能量摄入没有限制，但吃到有饱腹感就可以了。

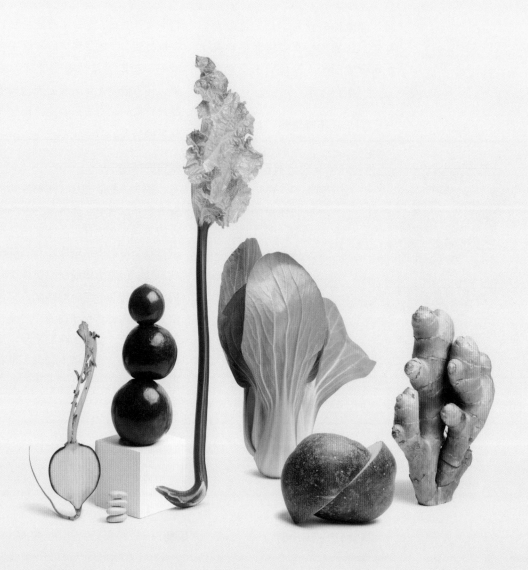

要选择植物性食物吗？

什么是"植物性饮食"？

虽然"植物性饮食"如今是一个热门词汇，但还是有很多人并不清楚它的确切含义。是多吃植物，还是只吃植物？它与素食饮食有什么不同？

————————

植物性饮食越来越受欢迎，英国外卖公司Deliveroo（户户送）的报告显示，在2019年至2021年期间，消费者对植物性食物的需求增长了115%。随着这一趋势的发展，人们对植物性饮食原始含义的误解也越来越多。

如你所料，植物性饮食以植物性食物为主。植物性食物不仅包括水果和蔬菜，还包括坚果、种子类、植物油、全谷物和豆类。但选择植物性饮食并不意味着成为素食主义者，完全不吃肉或乳品。你只需要按比例选择更多植物来源的食物。

规划合理的植物性饮食对各个年龄段人群的健康都有益。加入各种健康的全食物会让植物性饮食更均衡且容易坚持。相反，规划不合理的植物性饮食可能会让你面临营养素缺乏的风险，这对身心健康都不利。

纯素主义

纯素主义不仅仅是一种膳食选择，也是一种生活方式，其目的是避免对动物一切形式的虐待。也就是说，纯素主义者会在饮食、穿着以及其他方面避开动物产品或动物衍生产品。

如果你不知道怎么看产品标签，就很容易用到或吃到不符合纯素主义的产品。动物性成分几乎无处不在，如含有动物性成分的面包、涂有虫胶[1]的水果、某些果汁饮料，以及含从羊毛脂中提取的维生素D的营养补充剂（维生素D_2和从地衣中提取的维生素D_3适合素食者）。

纯素主义被一些人奉为健康的生活方式，但它也很容易变得不健康。你可以在保持纯素饮食的前提下吃快餐和即食食品，在烹饪时使用富含饱和脂肪酸的椰子油，并享用高糖食物，如纯素巧克力布朗尼。纯素主义本身并不一定能提供保持身体健康和活力所需的营养物质。（见第122～123页）

素食主义

素食主义已有几百年的历史，而且越来越受欢迎。素食主义者不吃鱼、畜类、家禽以及来源于动物的脂肪、明胶和动物凝乳。他们的餐单包括蔬菜和水果、谷物和豆类、坚果和种子类、蛋类、乳品和蜂蜜。

素食主义也有一些不同的类别：

· **奶蛋素食者**吃乳品和蛋类，但不吃畜类、家禽和海鲜。

· **蛋素食者**吃蛋类，但不吃其他动物性食品，包括乳品。

· **奶素食者**吃乳品，但不吃蛋类、畜类、家禽和海鲜。

归根结底，植物性饮食意味着多吃蔬菜和豆类等，用植物性蛋白质来源（如豆类和豆制品等）代替动物性食品。

————————

1.可用于瓜果蔬菜和种子的成膜性保鲜剂。

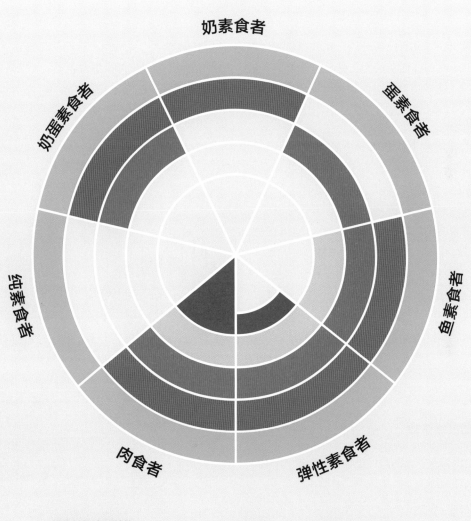

奶素食者

奶蛋素食者

蛋素食者

纯素食者

鱼素食者

肉食者

弹性素食者

植物性饮食的结构

　　植物性饮食并没有严格的规则，其食物组合有多种形式，可以加入或不加入动物衍生食品。

图例
- 植物
- 乳品
- 蛋类
- 鱼类
- 畜类/家禽

植物性营养成分有何益处？

多吃蔬菜对健康有益，这是营养学中最具共识性的观念之一。有诸多证据显示，增加饮食中植物性食物的比例可以改善健康。

植物性饮食有许多好处，比如可以减少对环境的影响和降低花销。在避免营养素缺乏的前提下，选择植物性饮食对健康十分有益。

营养需求

英国公共卫生局建议人们少摄入饱和脂肪，多吃全谷物、新鲜水果和蔬菜。如果你选择的是以全谷物、豆类、蔬菜、水果、坚果和种子类为基础的均衡素食方案，每天吃五份水果或蔬菜的标准应该很容易达到，而且这些食物自带高纤维、低饱和脂肪的属性。

说到身体每天所需的矿物质和维生素，如钙、铁、碘和维生素B_{12}等，情况就比较复杂了。通过混合饮食，你很容易摄入足够的营养素，但植物性食物中的某些营养素的生物可利用性较低，也就是说身体更难利用这些食物中的某些营养素。要确保自己能从植物性饮食中获得适量的蛋白质和微量营养素。（见第120～123页）

植物的力量

有很多研究结果支持植物性饮食可以延长寿命并降低某些健康风险的观点。坚持低饱和脂肪的均衡植物性饮食有助于控制体重，降低2

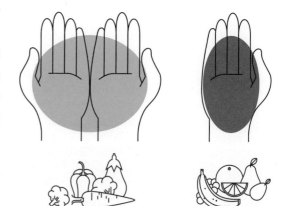

均衡的纯素饮食

健康纯素饮食的关键是确保在不摄入动物性食品的情况下，满足身体所有的营养需求。也就是说要调整某些食物的摄入量，以实现蛋白质、膳食纤维、维生素、矿物质和脂肪的多样化和均衡摄入，从而令身体强壮、精力充沛。各种食物的摄入要争取达到右侧的每日推荐摄入量。

大量
蔬菜

尽情地吃
尽可能多吃不同颜色的蔬菜（其中要包含绿叶蔬菜，见右页），它们是基本营养素和膳食纤维的主要来源。

3～4份
水果

一份是： 一个水果（如一个苹果或一根香蕉）或大约80克的水果。水果是膳食纤维、维生素、矿物质和抗氧化物质的来源。

型糖尿病、心血管病甚至某些癌症的发病风险。也有很多证据指出，当我们的饮食中不含动物性食品时，我们的血压会降低。

膳食纤维的大量摄入是植物性饮食有益健康的原因之一。吃各种植物性食物有助于我们获得每日建议摄入量的膳食纤维，这对肠道菌群有益。含有益生元的食物（见第44～45页），如大蒜、韭菜、香蕉、燕麦等，能刺激肠道细菌的生长繁殖。研究表明，坚持高纤维饮食可以更好地控制血糖水平和胆固醇水平。全谷物

中的膳食纤维还可以减少2型糖尿病等多种疾病的发病风险。

有人吃动物性食品可以保持健康，有人只吃植物性食品也可以保持健康。通过减少肉类、鱼类和乳品的摄入量，同时增加植物性替代品，你可以享受到两种饮食方式的好处，并减少对环境的影响。虽然这种方法不能完全解决与动物性食品相关的道德问题，但对于每天食用肉类、鱼类和乳品的人来说，这可能是一个巨大的进步。

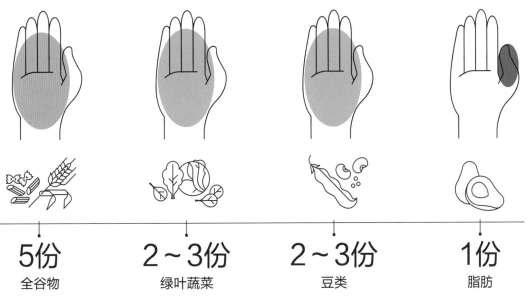

5份
全谷物
一份是： 约30克预煮谷物或一片全麦面包。选择糙米、全麦面食、藜麦、荞麦、大麦、法罗小麦和发芽谷物以获得蛋白质和膳食纤维。

2～3份
绿叶蔬菜
一份是： 约85克绿叶蔬菜，如甘蓝、菠菜等。它们含有维生素、矿物质和抗氧化物质。

2～3份
豆类
一份是： 约125克的豆类。豆类中蛋白质含量高，脂肪含量低，并且不含胆固醇。

1份
脂肪
一份是： 大约30克的坚果或半个油梨。高脂肪的全食物以及乳品替代品（如大豆、杏仁）是健康的脂肪来源，但摄入量应控制在每天一份。

只要是植物性饮食就更健康吗？

植物性饮食虽然有益，但它能否给你带来益处还取决于你是否遵循健康的饮食原则。如果没有仔细挑选食材，你就有可能摄入大量不健康的食材，并且可能会面临营养素缺乏的风险。

关于饮食的争论常常十分情绪化。围绕植物性饮食的讨论往往集中在个人喜好、环境问题和道德问题上，而营养科学却往往被忽略了。

寻找正确的平衡

毫无疑问，多吃植物性食物对健康有益。每天摄入30克来自各种植物性食物的膳食纤维有益于肠道健康，水果和蔬菜也是多种维生素和矿物质的重要来源。

然而，植物性饮食也有风险，比如某些植物性食物不能提供人体必需的各种蛋白质、维生素和矿物质。选择正确的食材可以规避这一风险，必要时服用营养补充剂也有助于解决问题。（见第120~123页）大豆、藜麦和坚果是

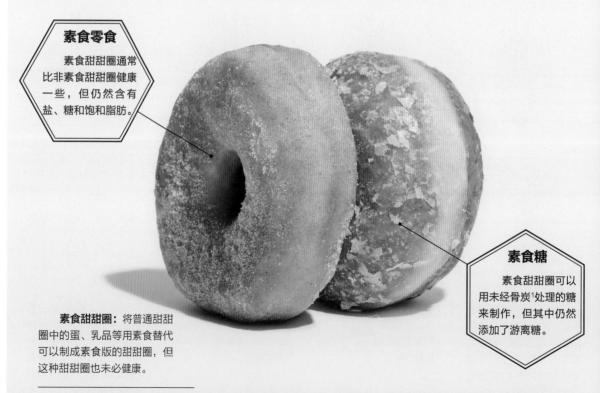

素食零食

素食甜甜圈通常比非素食甜甜圈健康一些，但仍然含有盐、糖和饱和脂肪。

素食糖

素食甜甜圈可以用未经骨炭[1]处理的糖来制作，但其中仍然添加了游离糖。

素食甜甜圈： 将普通甜甜圈中的蛋、乳品等用素食替代可以制成素食版的甜甜圈，但这种甜甜圈也未必健康。

1.由脱脂的骨头在隔绝空气的条件下碳化制得的一种无定形碳，常被用作脱色剂、糖汁脱色净化剂。

蛋白质的优质来源，豆腐、小扁豆和菠菜是铁的优质来源。但是有些营养素的获取比较棘手，比如，碘主要存在于乳品和鱼类中。植物性食物的碘含量取决于土壤的碘含量，而土壤的碘含量不是一成不变的。生长在海洋附近的植物的碘含量往往更高。素食者如果担心碘摄入不足，可以选择加碘盐和海带来补充碘。

蔬菜的烹调方式也很重要。例如，蒸煮的蔬菜比油炸蔬菜的营养价值高得多。很多替代动物性食品的植物性食品的营养并不均衡。例如，手撕猪肉经常用波罗蜜来代替，但后者不含蛋白质。还有许多素食加工食品是不健康的，例如，素食香肠卷就可能是高盐、高饱和脂肪的。

待解答的问题

与大多数研究结果相反，有部分研究认为，植物性饮食可能会引发心血管病。英国一项长达20年的研究对5万人进行了调查，分析了他们的饮食与中风和其他健康问题的关系。研究人员发现，与肉食者相比，鱼素食者患心脏病（如心绞痛）的概率要低13%，一般素食者要低22%。但结果也显示，一般素食者患中风的概率比肉食者要高20%，其中主要是出血性中风（脑部出血），而在鱼素食者中未发现此情况。

这样的研究似乎具有突破性，但认清研究的局限性很重要。一般素食者患中风的总体风险很小，相当于10年内每1000人中有3个病例。更重要的是，这是一项特殊的观察性研究，研究人员没有考虑除饮食之外的其他变量。

还有许多需要考虑的其他因素，而更有力的研究表明，如果规划得好，植物性饮食也可以是一种健康的饮食方式，肉食主义者也不必为了健康而放弃肉类，少吃肉就行了。

抗营养素

植物的种子（如坚果、全谷物和豆类等）中含有植酸。

植酸被称为"抗营养素"，因为这种酸能与矿物质结合形成植酸盐，从而妨碍锌、铁、钙等的吸收，可能导致植物性饮食者出现营养不良。然而，作为一种有助于预防心血管病和肾结石的抗氧化物质，植酸对健康也有好处，所以不建议从饮食中去除上述食物。发芽的以及经过浸泡、烹饪、发酵处理的豆类和谷物中植酸的含量会降低。我们也可以多补充一些受植酸影响的矿物质，如吃豆腐补充锌，吃枣和草莓补充铁，吃绿叶蔬菜补充钙。

如何吃得可持续？

尽管现在有许多人都在思考这个问题，但是他们可能仍然有些不知所措。请放心，你可以采取一些切实可行的措施尽可能地减少饮食对环境的影响。

———————

如今，悉心保护地球显得格外重要。为了子孙后代和地球上各种生命的和谐发展，我们利用自然资源来生产食物的方式必须变得更加可持续。

农业是生物多样性波动的最大推手。从耕种、生产，到分配、运送，直至废物处理，农产品的整条供应链都会用到化石燃料。我们都有能力在饮食上做出或大或小的改变，为保护地球做出贡献。

少吃肉和奶

喜欢吃肉的人不需要完全放弃肉类，可以考虑把红肉摄入量减少到每周一份。这一个改变能发挥不小的作用。

地球上有大约一半的可居住土地用于农业，其中77%的土地用于牲畜饲养。然而，肉类和乳品提供的能量只占全球人口能量摄入量的17%左右，提供的蛋白质只占全球人口蛋白质摄入量的33%左右。这种资源密集型的食品生产方式在营养和可持续性方面都没有较大优势。

肉类和乳品生产带来的温室气体排放量占英国食品生产工业温室气体排放量的一半。在全球范围内，为了腾出空间放牧牲畜或种植牲畜饲料作物，无数的生态系统被破坏。这一点可能会让非常忠实的肉食主义者选择在饮食中增加植物性食物以保护地球。选择植物性食物并不意味着不吃任何肉类。你既可以参考星球饮食法（见第119页），也可以参考其他方法来

生产蛋白质类食物： 这张图展示了利用不同的食物生产100克蛋白质的资源使用情况和温室气体排放量。从图中可以看出，生产豆类和豆腐等植物性食品的资源消耗和环境影响比生产羊肉、奶酪要小得多。

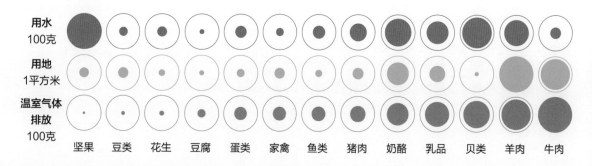

	坚果	豆类	花生	豆腐	蛋类	家禽	鱼类	猪肉	奶酪	乳品	贝类	羊肉	牛肉
用水 100克													
用地 1平方米													
温室气体排放 100克													

利用植物性食物补充蛋白质（见第120～121页）。多多了解植物性饮食中需要加入的关键营养素（见第122～123页）吧。

关注物流

　　如果条件允许，尽量购买本地食品和应季食品，这类食品涉及的供应链相对较短，有助于减少温室气体排放量。要尽可能减少食物的浪费。提前规划好一周的饭菜和零食，并按照计划购买，这样可以避免食品因存放过久而变质的问题。如果担心食品会变质，可以提前把它们冷冻起来。蔬菜和水果在冷冻前要焯水。

　　尝试自己种菜，并且只种需要的食材。可以在阳台上种香料，在后院种土豆，或者开辟一块专门种植蔬菜的花园，这对你的身心以及我们的地球都大有裨益。

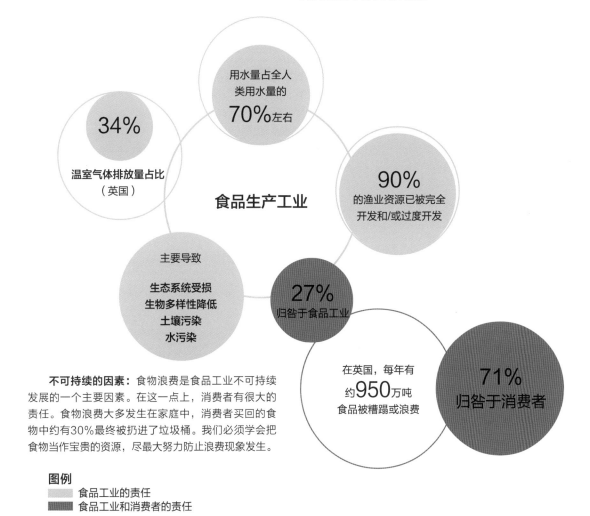

不可持续的因素： 食物浪费是食品工业不可持续发展的一个主要因素。在这一点上，消费者有很大的责任。食物浪费大多发生在家庭中，消费者买回的食物中约有30%最终被扔进了垃圾桶。我们必须学会把食物当作宝贵的资源，尽最大努力防止浪费现象发生。

图例
- 食品工业的责任
- 食品工业和消费者的责任

植物性饮食对环境更友好吗？

那当然——尽管不是所有的植物性食物对环境都一样友好。想要让植物性饮食更好地发挥保护环境的作用，就要了解哪些食品的碳足迹[1]更小。

———————

考虑到肉类和乳品行业的环境影响（见第116页），毫无疑问，植物性饮食才是未来的方向。在环境影响上，大多数植物性食品比其他食品有优势。例如，大豆在生长过程中能将氮固定在土壤中，从而减少氮肥的使用。而氮肥会带来一种强大的温室气体——氧化亚氮，氧化亚氮能进入河渠，对海洋生物和生态系统造成破坏。大豆还含有优质的营养成分，因此，食用大豆制品对保护环境和获取营养而言都是不错的选择。

真菌蛋白是一种优质的蛋白质来源，但常被误认为是不健康的加工食品。它是一种植物性食品，由真菌发酵生成，如果知道品牌阔恩，对它就不陌生了。与动物蛋白相比，真菌蛋白的碳足迹明显更小，土地使用量也减少了90%，是一种极具可持续性的蛋白质来源。

关注用水

如今，水资源越来越短缺，尤其是在食品生产大国。食品生产工业用水量已占到全人类用水量的70%。

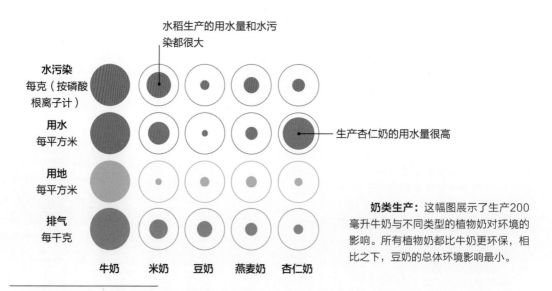

水稻生产的用水量和水污染都很大

水污染
每克（按磷酸根离子计）

用水
每平方米　　　　　　　　　　　　生产杏仁奶的用水量很高

用地
每平方米

排气
每千克

牛奶　　米奶　　豆奶　　燕麦奶　　杏仁奶

奶类生产： 这幅图展示了生产200毫升牛奶与不同类型的植物奶对环境的影响。所有植物奶都比牛奶更环保，相比之下，豆奶的总体环境影响最小。

———————

1.企业机构、活动、产品或个人通过交通运输、食品生产和消费以及各类生产过程等引起的温室气体排放的集合。

星球饮食比例

星球饮食不需要排除什么食物，其食物组合比例的设计兼顾了环境保护和人类的营养。没有任何一类食物被排除在星球饮食之外，但这种饮食的重点是植物性食物，并强调适量摄入。

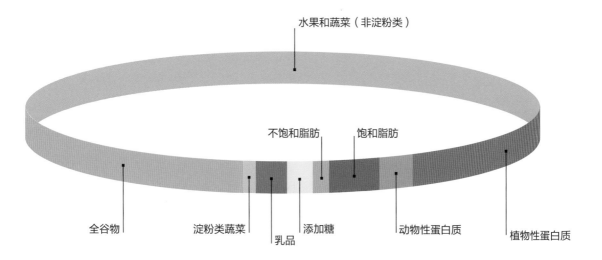

这是选择坚果作为蛋白质来源时需要考虑的一个重要问题。坚果生产导致的缺水程度因产地而异。例如，生产加利福尼亚杏仁过程中的水资源利用效率相当低，每克杏仁大约需要用5升水（加利福尼亚农民已经承诺减少用水量）。

星球饮食

星球饮食简单有效，能帮助你实现可持续性饮食，并可以满足多种饮食需求和文化偏好。这种平衡饮食的方法既考虑了食品生产对环境的影响，也能照顾到人体的营养需求。星球饮食重点关注整体，饮食的一半是蔬菜（非淀粉类）和水果，另一半主要由全谷物和植物性蛋白质来源（如大豆、小扁豆等豆类）组成，也包括脂肪、适量的肉类和乳品，以及一些添加糖和淀粉类蔬菜。

与素食饮食相比，星球饮食的限制性要小得多，它仅仅要求你减少肉类的食用份数，主要从植物性食物中获得大部分蛋白质。对于红肉爱好者来说，星球饮食的要求相当于每周只吃一个汉堡或每月只吃一大块牛排，或者每周吃几份鸡肉或同样份数的鱼。

我能从纯素饮食中摄入足够的蛋白质吗？

一些人认为遵循纯素饮食的人很难获取足量的蛋白质，这其实是一种误解。植物性食物的蛋白质组成可能与肉类和鱼类的不同，但只要摄入的素食足够多样，我们对蛋白质的需求就完全可以得到满足。

蛋白质存在于每个细胞中，是组织修复、肌肉生长等过程的必需物质。素食者缺乏蛋白质的观点源于并非所有的蛋白质都是"完全蛋白质"这个事实。构成人体蛋白质的氨基酸有20种，我们必须从饮食中获得其中的9种必需氨基酸。完全蛋白质含9种必需氨基酸。肉、蛋、鱼和乳品可以提供完全蛋白质，但大多数植物性食物所含的是不完全蛋白质。例如，白米和糙米蛋氨酸含量高，赖氨酸含量低，而许多豆类都含有赖氨酸。因此，素食者应该尽量摄入多种食物。

既往研究认为，有必要在每餐中都混合摄入多种不完全蛋白质。现在我们知道，一天中有一餐摄入混合蛋白质也是有效的，这与肝脏储存氨基酸的方式有关。另外，身体每次最多只能有效利用20~40克蛋白质。健康的成年人每天每千克体重至少要摄入0.75克以上的蛋白质，蛋白质的具体摄入量还取决于活动水平。（见第7页和第73页）

蛋白质的来源

大豆类食品含有完全蛋白质。豆腐（每100克约含8克蛋白质）是最为人熟知的大豆制品，而丹贝（每100克约含18克蛋白质）是一种发酵的肉类替代品，味道更浓郁。大豆制成的酸奶也是发酵产品。其他肉类替代品有真菌蛋白（见下一页）和高蛋白素肉。高蛋白素肉是由小麦面筋制成的，可能不适合小麦不耐受的人。

藜麦（每100克约含4.4克蛋白质）是另一种完全蛋白质来源。它通常被归入全麦食品，

世界各地每日平均蛋白质消费量（克）

图例
- 植物来源蛋白质
- 动物来源蛋白质
- …… 推荐摄入量

蛋白质摄入： 除欧洲和北美洲外，很多地方是以植物性食物为主要蛋白质来源的。

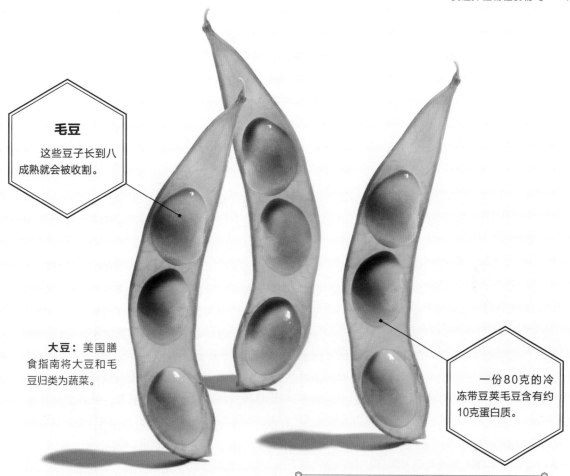

毛豆

这些豆子长到八成熟就会被收割。

大豆： 美国膳食指南将大豆和毛豆归类为蔬菜。

一份80克的冷冻带豆荚毛豆含有约10克蛋白质。

但实际上它是藜科藜属植物的种子。

除此之外，坚果和种子类是理想的零食，可以放在沙拉、麦片或坚果酱中。每100克坚果或种子类的蛋白质含量可达20克左右，大约20克坚果或种子类为一份。每100克豆类约含有20克蛋白质，大约120克煮熟的豆类为一份。素食能量球、早餐麦片和蛋白质棒等营养强化食品通常会添加大豆。素食产品的盐、糖和脂肪含量不一定就低，要注意检查产品营养成分表。一些蔬菜也含有蛋白质，例如，每100克西蓝花的梗约含3克蛋白质。

什么是真菌蛋白？

真菌蛋白是一种肉类替代品，比较有名的真菌蛋白产品是阔恩素肉。

生产真菌蛋白常用的镰刀菌是一种存在于土壤中的真菌。真菌不算植物，因为它们缺乏叶绿素，细胞结构也与植物不同。将真菌放在大型发酵罐中，加入碳水化合物培养，再通过离心作用将液体分离出去，就形成了真菌蛋白团。它是完全蛋白质的来源（每100克约含11克蛋白质），还含有各种微量营养素。

遵循植物性饮食还需考虑哪些营养素?

只吃特定动物性食物或完全不吃动物性食物的人，也应该能够从植物性食物中获得大部分身体所需的营养物质。不过，在某些情况下也有必要服用营养补充剂。

植物性食物可以提供大部分营养物质。蛋白质通常是个问题，但也不算是难题，而到了冬季，通常每个人都需要补充维生素D（见第130～131页）。以下是需要考虑的一些关键微量营养素。

钙除了强健骨骼和牙齿外，还能调节肌肉收缩，促进血液的正常凝固。乳品是钙的主要来源之一，只有部分植物性食物含钙，且含量相当低。

即使是轻度缺碘，婴儿正在发育的大脑也会受影响。碘还会影响有促进新陈代谢功能的甲状腺激素的水平。碘的植物来源很少，缺碘的高风险人群，尤其是孕妇或哺乳期妇女，应该考虑服用碘补充剂，服用前请先与医生沟通。

对心脏和大脑有益的必需脂肪酸只能从饮食中获取。α–亚麻酸（ALA）可从各种植物中获取，但研究发现，植物中的二十碳五烯酸（EPA）和二十二碳六烯酸（DHA）含量较少。人体可以利用亚油酸和α–亚麻酸合成这两种脂肪酸，如果合成量不足，应该从食物中补充。微藻类营养补充剂可提供二十碳五烯酸和二十二碳六烯酸。

维生素B_{12}可以维持神经和血细胞的健康。大多数来自植物的维生素B_{12}无法被人体有效利用，你可以在饭菜上撒上营养酵母或每天服用补充剂。服用补充剂前请咨询医生并定期检查体内维生素B_{12}水平。

铁有益于免疫系统功能及血红蛋白生成，血红蛋白可以向全身输送氧气。缺铁会导致贫血。在英国，成年女性及11～18岁女孩的铁摄入量低于平均水平是普遍现象。维生素C有助于铁的吸收。

锌有助于细胞生长和酶的生成，还能调节脂肪、蛋白质和碳水化合物的合成。30克南瓜

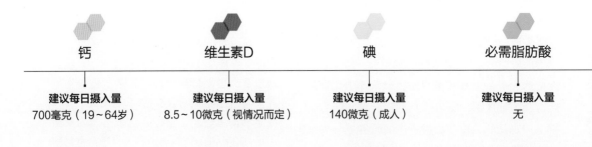

钙	维生素D	碘	必需脂肪酸
建议每日摄入量 700毫克（19～64岁）	**建议每日摄入量** 8.5～10微克（视情况而定）	**建议每日摄入量** 140微克（成人）	**建议每日摄入量** 无
植物来源 果干、坚果、豆腐、绿叶蔬菜、芸豆、芝麻酱	**植物来源** 维生素D强化食品、经过紫外线照射的蘑菇	**植物来源** 碘强化植物奶	**植物来源** 核桃、奇亚籽、亚麻籽、大豆、菜籽油

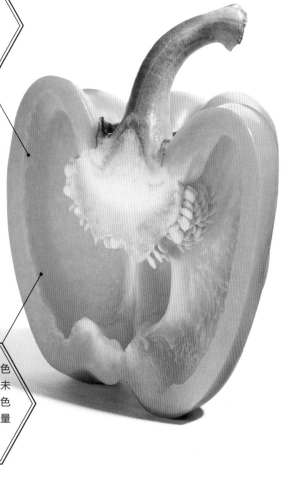

吃进彩虹： 橙色、红色和黄色的甜椒，绿叶蔬菜以及西红柿富含维生素C，维生素C有助于铁的吸收。

一个甜椒提供的维生素C是人体每日维生素C需求量的三倍多。

子可满足成人每日锌需求量的三分之一。

大多数成年人没有摄入足量的硒。硒有助于组织修复和生殖健康，还能增强免疫系统功能。2～3个巴西坚果即可提供成年人每日所需的硒。

草酸和植酸

虽然植物性食物是健康的，但有些植物中含有会影响矿物质吸收的成分。例如，菠菜和叶甜菜含有草酸，草酸会影响钙的吸收。各种豆类、全谷物、坚果和种子类（杏仁、芝麻等）都含有一种叫作植酸的化合物，植酸会影响锌和铁的吸收。食用前浸泡一下，或在麦片中加入浆果，都有利于降低植酸含量。

橙色、红色和黄色的甜椒在未成熟时都是绿色的，都含有一定量的微量元素。

维生素B$_{12}$	铁	锌	硒
建议每日摄入量 1.5微克（19～64岁）	**建议每日摄入量** **男性：**8.7毫克（18岁以上） **女性：**14.8毫克（18～50岁） 8.7毫克（50岁以上）	**建议每日摄入量** **男性：**9.5毫克（19～64岁） **女性：**7毫克（19～64岁）	**建议每日摄入量** **男性：**75微克（19～64岁） **女性：**60微克（19～64岁）
植物来源 营养酵母、营养强化谷物、酵母酱	**植物来源** 全麦食品、豆类、西梅干、枣、草莓	**植物来源** 坚果、小扁豆、豆腐、藜麦	**植物来源** 巴西坚果、全麦食品、面包、糙米、小扁豆

为何提高植物性饮食多样性很重要？

最近，人们围绕着肠道健康的话题进行了很多讨论，特别是多样化的植物性饮食对肠道健康的有利影响。这不仅仅是一种健康时尚，还有可靠的研究支持。

———

人们普遍认为，如果肠道中有多种多样的肠道细菌，我们就会更健康，因为这些细菌有许多重要的有益于身体健康的功能。肠道中有百万亿的细菌，它们被统称为肠道菌群（见第40～41页）。我们所吃的食物会影响这些细菌的组成。

有研究表明，肠道菌群多样性越高，我们的健康状况就越好。一项针对1万多份粪便样本的研究发现，每周食用30多种植物性食物的人比那些只吃了不到10种的人肠道菌群多样性更高。

另一项针对2万多人的大型研究发现，饮食中植物性食物的含量与排便频率密切相关。慢性便秘会对健康产生严重的影响，所以能保持排便规律是坚持植物性饮食的另一个好处。

尝试与熟悉

摄入多样化的植物性食物有助于提高肠道菌群的多样性。要争取吃更多的水果和蔬菜，大多数人都吃得不够多。还可以试着吃一些平时很少吃的干豆类。要记住，植物性饮食中包含全谷物、豆类、坚果和种子类。

说到宏量营养素（见第2页）的需求，你需要熟悉饮食中有哪些类型的植物性蛋白质、脂肪和碳水化合物来源。植物性食物是膳食纤维的优质来源（见第10页和第36页），膳食纤维对肠道细菌的生长繁殖很重要。

可以将不同的植物性蛋白质来源加以组合来获取所有的必需氨基酸（见第6～7页）。争取在饮食中加入各种各样的水果和蔬菜，不要每天都选择同样的食材。

应季而食

应季食品的营养物质更丰富。可以预定一个定期送货的菜篮子服务，这样你就可以不断尝试新的蔬菜。

涂抹酱和蘸酱

多多选择这些酱料作为膳食纤维、蛋白质和其他营养素的附加来源。可以试着坚果酱、鹰嘴豆泥、莎莎酱、油梨酱和巴巴加努什酱[1]。

发酵食品

含有活性微生物的发酵食品对肠道菌群有益，这类食品中含有大量有益的营养物质。

———

1.源自中东，由茄子混合洋葱、西红柿等食材磨制而成。

尝试替代品

提高植物性饮食多样性的方法之一是寻找替代品。这种方法也不麻烦，只需选择一种新的替代品进行尝试，将其加入饮食中，过一段时间后再尝试换另一种替代品即可。

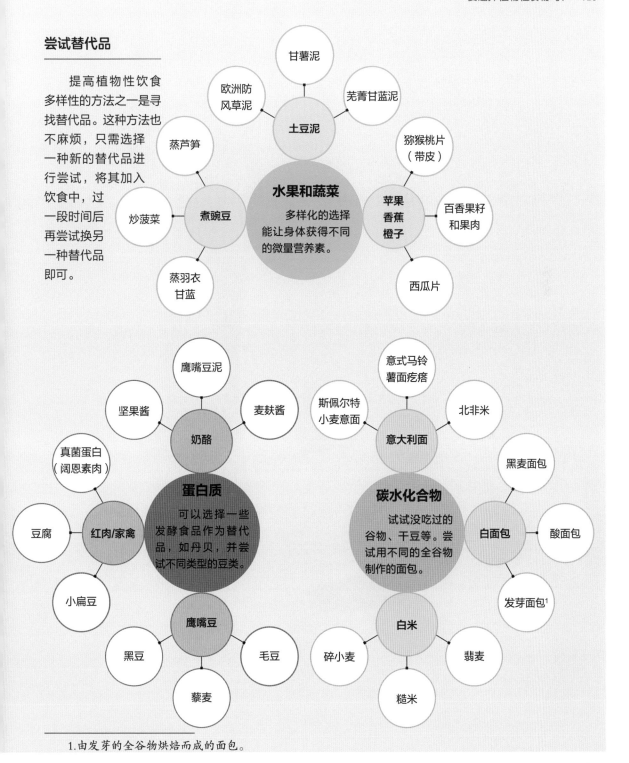

甘薯泥

欧洲防风草泥

芜菁甘蓝泥

土豆泥

蒸芦笋

猕猴桃片（带皮）

炒菠菜

煮豌豆

水果和蔬菜
多样化的选择能让身体获得不同的微量营养素。

苹果香蕉橙子

百香果籽和果肉

蒸羽衣甘蓝

西瓜片

鹰嘴豆泥

意式马铃薯面疙瘩

坚果酱

麦麸酱

斯佩尔特小麦意面

意大利面

北非米

真菌蛋白（阔恩素肉）

奶酪

黑麦面包

豆腐

红肉/家禽

蛋白质
可以选择一些发酵食品作为替代品，如丹贝，并尝试不同类型的豆类。

碳水化合物
试试没吃过的谷物、干豆等。尝试用不同的全谷物制作的面包。

白面包

酸面包

小扁豆

发芽面包[1]

鹰嘴豆

黑豆

毛豆

白米

碎小麦

翡麦

藜麦

糙米

1.由发芽的全谷物烘焙而成的面包。

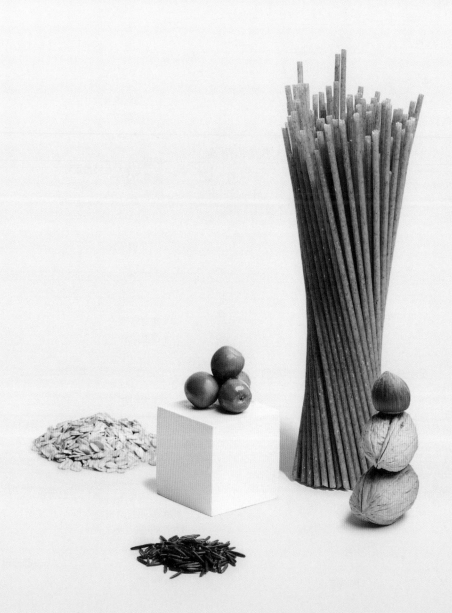

饮食可以改善健康吗？

饮食可以提高免疫力吗？

免疫系统极其复杂，它就像一个监控系统，可以识别和应对细菌、病毒等病原体。我们的饮食选择会影响免疫系统保护身体的能力。

"增强免疫力"是保健品行业常用的营销术语。其实，免疫系统是按特定的方式运转的。饮食有助于维持免疫系统功能，使其在受到攻击时能发挥最佳状态。

我们的免疫系统一直处在"待机"状态，被激活时，它需要消耗能量来制造数百万新的免疫细胞，以对抗威胁。不当的饮食会使免疫应答能力减弱，肠道健康状况和抗生素的使用也会影响免疫应答能力（见第132～133页）。只要饮食均衡，健康的成年人应该能从饮食中获得维持正常免疫功能所需的微量营养素，通常没必要自行补充（除非有医学建议），盲目补充还可能对健康不利。素食者可能需要补充某些特定的营养素（见第122～123页）。如果你觉得自己的免疫功能不好，或者担心严格控制饮食会影响免疫功能，请咨询医生。

关键微量元素

争取经常吃含有以下维生素和矿物质的食物（每日推荐摄入量以英国健康指南为参考）。

·**维生素A**：能促进免疫细胞生成。缺乏维生素A会增加感染风险。成年人（19～64岁）每日推荐摄入量：男性700微克，女性600微克。

·**B族维生素**：维生素B_6参与免疫细胞生成及抗体反应。叶酸（维生素B_9）和维生素B_{12}对维持红细胞功能至关重要，维生素B_{12}还参与免疫细胞的合成。素食者可能需要额外补充维生素B_{12}。成年人（19～64岁）维生素B_6每日推荐摄入量：男性1.4毫克，女性1.2毫克。成年人（19～64岁）叶酸每日推荐摄入量为200微克，维生素B_{12}每日推荐摄入量为1.5微克。

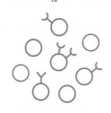

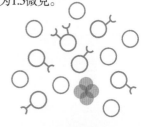

免疫应答

人体有两种关键的免疫应答。固有（非特异性）免疫应答迅速尝试阻止病原体扩散，而较慢的适应性（特异性）免疫应答则需要先接触病原体，然后快速识别它们。

白细胞

不同类型的白细胞会进行巡逻或时刻保持警惕。多种白细胞在两种免疫应答中都能发挥作用。

发现病原体

一种或多种白细胞通过抗原发现病原体，它们会增殖并向其他免疫细胞发出信号。

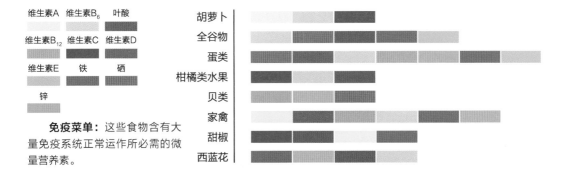

	维生素A	维生素B$_6$	叶酸
维生素B$_{12}$	维生素C	维生素D	
维生素E	铁	硒	
锌			

免疫菜单： 这些食物含有大量免疫系统正常运作所必需的微量营养素。

胡萝卜
全谷物
蛋类
柑橘类水果
贝类
家禽
甜椒
西蓝花

· **维生素C：** 可以保护细胞，对皮肤、骨骼和血管等有益。关于它是否能减少病毒感染（如普通感冒）的风险，目前的证据是相互矛盾的。成年人（19 ~ 64岁）每日推荐摄入量为40毫克。

· **维生素D：** 研究已证实缺乏维生素D会使免疫应答能力减弱。

· **维生素E：** 缺乏维生素E会增加感染风险，因为维生素E与白细胞和抗体反应有关。每日推荐摄入量：男性4毫克，女性3毫克。

· **铁：** 对免疫细胞功能至关重要。缺铁还会增加贫血的风险。肉类中的铁比豆腐、豆类和坚果等植物性食物中的铁更容易被人体吸收。素食者和处于经期的女性可能需要补充铁，具体情况应咨询医生。每日推荐摄入量：18岁以上男性8.7毫克；19 ~ 50岁女性14.8毫克，50岁以上女性8.7毫克。

· **硒：** 有助于免疫细胞的生成。2 ~ 3个巴西坚果即可提供成年人每日所需的硒。成年人（19 ~ 64岁）每日推荐摄入量：男性75微克，女性60微克。

· **锌：** 能促进免疫细胞的生成。缺锌会增加呼吸道感染的风险。成年人（19 ~ 64岁）每日推荐摄入量：男性9.5毫克，女性7毫克。

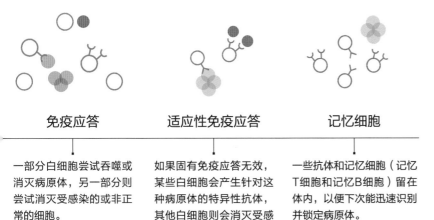

图例

白细胞

T淋巴细胞

B淋巴细胞

自然杀伤细胞

巨噬细胞

其他

病原体

抗体

受感染细胞

免疫应答

一部分白细胞尝试吞噬或消灭病原体，另一部分则尝试消灭受感染的或非正常的细胞。

适应性免疫应答

如果固有免疫应答无效，某些白细胞会产生针对这种病原体的特异性抗体，其他白细胞则会消灭受感染的细胞。

记忆细胞

一些抗体和记忆细胞（记忆T细胞和记忆B细胞）留在体内，以便下次能迅速识别并锁定病原体。

要通过饮食额外补充维生素D吗？

维生素D对牙齿、骨骼和肌肉的健康至关重要。不过，确切来说，它是一种激素。与其他维生素不同的是，我们可以通过让阳光直接照射皮肤来补充维生素D。

在春季和夏季，所有不住在高纬度地区的人应该都能获得足够的中波紫外线（UVB）光照，只要每天露出双腿或前臂在室外待大约15分钟，就能满足身体对维生素D的需求（云层覆盖和涂抹广谱防晒产品会阻碍紫外线的照射）。每年10月至次年3月，北半球的阳光较弱，在这种环境中身体往往无法制造足够的维生素D，此时就需要通过饮食额外补充。

只有少数食物含有两种主要形式的维生素D。维生素D强化牛奶、谷物和蘑菇是维生素D_2（麦角钙化醇）的优质来源。油性鱼类和鱼油补充剂是维生素D_3（胆钙化醇）的优质来源，一汤匙鱼肝油含有约30微克维生素D_3，而其他动物性食物维生素D_3的含量大多比较低。

我需要多少？

维生素D可以促进钙的吸收和储存。根据英国健康指南，大多数儿童和成人每天需要10微克维生素D。每年10月至次年3月北半球光照较弱，在此期间，我们每天通常需要补充10微克维生素D。很少晒太阳或不晒太阳的人及五岁以下儿童全年都应该按这一剂量补充，皮肤较黑的人也应考虑补充。由于母乳中的维生素D含量较低，母乳喂养的婴儿及每日饮用营养强化配方奶粉不足500毫升的婴儿应该每天补充8.5微克维生素D。

维生素D的缺乏与炎症、体重增加和糖尿病风险增加相关。近期的研究发现维生素D可能会促进生育能力的提升，体内维生素D含量充足的女性流产的可能性较小。

维生素D_3

皮肤中有维生素D前体，经阳光照射后可以转化为活性形式。

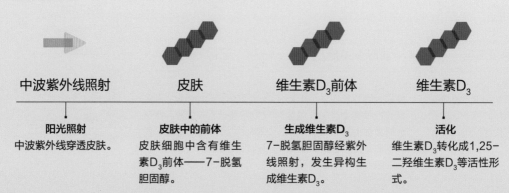

中波紫外线照射	皮肤	维生素D_3前体	维生素D_3
阳光照射 中波紫外线穿透皮肤。	**皮肤中的前体** 皮肤细胞中含有维生素D_3前体——7-脱氢胆固醇。	**生成维生素D_3** 7-脱氢胆固醇经紫外线照射，发生异构生成维生素D_3。	**活化** 维生素D_3转化成1,25-二羟维生素D_3等活性形式。

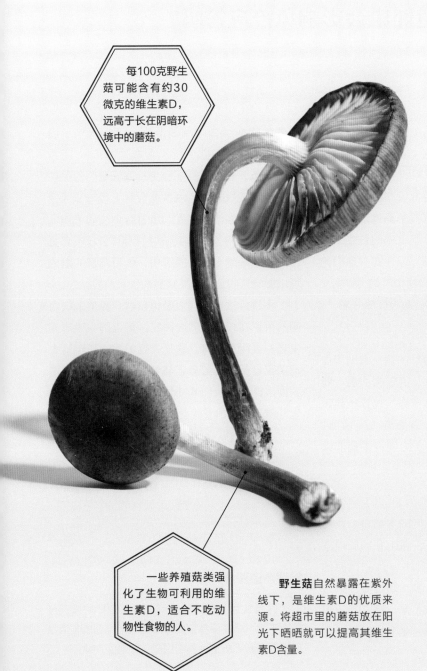

每100克野生菇可能含有约30微克的维生素D，远高于长在阴暗环境中的蘑菇。

一些养殖菇类强化了生物可利用的维生素D，适合不吃动物性食物的人。

野生菇自然暴露在紫外线下，是维生素D的优质来源。将超市里的蘑菇放在阳光下晒晒就可以提高其维生素D含量。

维生素D食物来源

自然界中富含维生素D的食物很少，且主要是动物性食物。

油性鱼类

虹鳟鱼和银鲑鱼富含维生素D，每100克含量约为15微克。鲱鱼、马鲛鱼和沙丁鱼的维生素D含量要低一些，但仍是不错的选择。

蛋黄

户外散养母鸡所生的蛋的维生素D含量是室内养殖母鸡所生的蛋的3~4倍。

肉类及动物内脏

猪肉、羊肉、牛肉及动物肝脏含有少量的维生素D，通常一份的含量为0.1~1微克。

维生素D强化食品

在一些国家，某些食品中会添加维生素D，比如牛奶和豆奶（以及由其制成的食品）、早餐麦片和橙汁。

肠道健康会影响免疫应答吗？

虽然免疫系统和肠道之间的关系仍有很多未知之处，但科学家已经发现了二者之间一些非常重要的联系。

————

研究发现，多达70%的免疫细胞驻扎在胃肠道中，包括80%的浆细胞（能分泌免疫球蛋白A）。虽然这有点出人意料，但仔细想想，消化道是我们体内每天与外部元素接触最多的部位，除了会接触食物和有益的肠道细菌，也会接触病原体和有毒物质。肠道中的免疫细胞不仅能够防御有害的"异物"，还有"独门绝学"，能够将这些入侵者与食物中看似"异物"的营养物质以及肠道中的有益菌群区分开来。

肠道细菌的重要作用

科学家们发现，肠道菌群的建立有助于促进婴儿免疫系统的健康发育。有证据表明，肠道细菌对刺激肠道免疫细胞散布、保证抗体正常分泌以及实现两组辅助性T细胞（能辅助T细胞、B细胞进行免疫应答）之间的平衡非常关键。

免疫相关疾病

辅助性T细胞包括Th1、Th2等类型。我们出生时，体内Th2数量更多，新生儿的肠道中需要细菌"驻扎"，以实现Th1和Th2之间的平衡。如果Th2细胞一直偏多，则可能导致过敏反应。因此，一些科学家推断，婴儿肠道菌群发育不良可能是西方国家过敏和由过敏反应引发的疾病（如哮喘和湿疹）发生率增加的根源。

过敏、自身免疫病和免疫系统之间的关系很复杂。过敏时，免疫系统会将无害的非入侵者识别为有害的入侵者。患自身免疫病（如乳糜泻[1]和类风湿性关节炎）时，身体会攻击自身组织。越来越多的证据表明，肠道菌群的组成可以影响这些免疫相关疾病的发病风险。

不过，这并不代表肠道菌群和免疫系统之间的关系在三岁前就会固定。最近的一项研究发现，食用大量富含膳食纤维的食物，包括大量发酵食品（见第42～45页），可以提升肠道菌群多样性，增强其功能，使免疫应答更个性化并减少炎症的发生。

组建肠道菌群

通常认为，我们的肠道菌群在三岁时就已经稳定下来，一直保持到成年。这表明早期的生活经历可能会影响肠道菌群的组成，影响会伴随终生。

————

1.患者对含麦胶（面筋）的麦粉食物异常敏感，该病在北美洲、北欧、澳大利亚发病率较高。

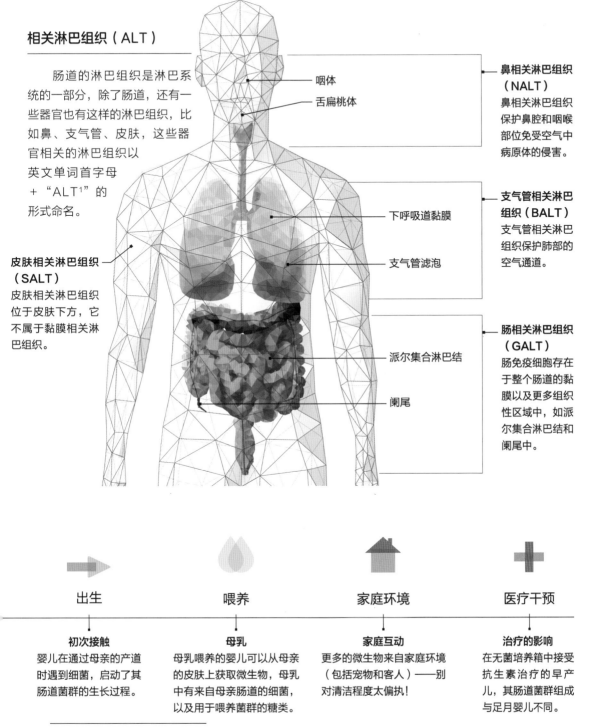

相关淋巴组织（ALT）

　　肠道的淋巴组织是淋巴系统的一部分，除了肠道，还有一些器官也有这样的淋巴组织，比如鼻、支气管、皮肤，这些器官相关的淋巴组织以英文单词首字母＋"ALT[1]"的形式命名。

咽体

舌扁桃体

鼻相关淋巴组织（NALT）
鼻相关淋巴组织保护鼻腔和咽喉部位免受空气中病原体的侵害。

下呼吸道黏膜

支气管滤泡

支气管相关淋巴组织（BALT）
支气管相关淋巴组织保护肺部的空气通道。

派尔集合淋巴结

阑尾

肠相关淋巴组织（GALT）
肠免疫细胞存在于整个肠道的黏膜以及更多组织性区域中，如派尔集合淋巴结和阑尾中。

皮肤相关淋巴组织（SALT）
皮肤相关淋巴组织位于皮肤下方，它不属于黏膜相关淋巴组织。

出生

初次接触
婴儿在通过母亲的产道时遇到细菌，启动了其肠道菌群的生长过程。

喂养

母乳
母乳喂养的婴儿可以从母亲的皮肤上获取微生物，母乳中有来自母亲肠道的细菌，以及用于喂养菌群的糖类。

家庭环境

家庭互动
更多的微生物来自家庭环境（包括宠物和客人）——别对清洁程度太偏执！

医疗干预

治疗的影响
在无菌培养箱中接受抗生素治疗的早产儿，其肠道菌群组成与足月婴儿不同。

1.英文全称为associated lymphoid tissue。

睡眠质量和饮食有关联吗？

目前尚未完全证实睡眠质量与饮食会相互影响，但二者之间似乎存在某种联系。不过，高质量的睡眠对我们的健康和幸福很重要，这一点毋庸置疑。

———————

睡眠不足会导致健康问题。在睡眠期间，身体和精神得以放松和恢复，使我们有精力迎接新的一天。睡觉时，身体会进行许多维护和修复工作。

饮食与睡眠质量

饮食和睡眠质量似乎存在联系。充足的高质量睡眠和规律的饮食对激素的正常分泌十分重要。

保持饮食健康均衡（见第32~33页）是保持良好的睡眠质量的有效途径之一。诸多证据表明，地中海饮食（见第28~31页）可以改善睡眠质量，减少失眠的发生。

不良睡眠习惯与体重增加

已经有大量研究探究了睡眠不足和肥胖之间的关系。睡眠不足会扰乱控制食欲的激素的分泌，使我们感觉更饿。

研究发现，睡眠时间少的人每天往往会比睡眠充足的人摄入更多的能量，并倾向于选择脂肪含量高的食物。

在实验中，睡眠不足的人吃正餐的量通常与睡眠充足的人差不多，但他们会在深夜吃零食。他们平均每日会摄入将近需求量130%的能量，其中约500千卡是在深夜摄入的。从营养学的角度来看，最好还是累了就睡，别用吃零食的方式提神。

不良睡眠习惯与减肥

一项针对每晚睡眠时间少于6小时的减肥者的研究发现，70%的人所减掉的体重都来自肌肉，而不是脂肪。脂肪是一种富含能量的物质。睡眠不足时，血液中皮质醇水平会升高，更容易迫使身体进入“或战或逃”模式。此时，身体会倾向于将富含能量的脂肪储备起来，用于即将到来的“或战或逃”，所以身体会转而代谢肌肉（即蛋白质）。

换句话说，如果你试图减肥，但睡眠不足，那么你想保留的肌肉会损失，你想要丢弃的脂肪却不会离开。你可能正在努力地节食，控制欲望，然后仅仅因睡眠不足而使所有的努力付诸东流。

有利于睡眠的饮食习惯

不要吃会干扰睡眠的食物。辛辣食物、咖啡因（见第64页）和酒精都会干扰睡眠。

可以尝试在睡前吃点含蛋白质或碳水化合物的小点心。蛋白质类食物中都含有少量的色氨酸。色氨酸是一种氨基酸，它是5-羟色胺和褪黑素这两种能调节睡眠的化学物质的前体。为了促进色氨酸的转化，在吃蛋白质类食物的同时还要摄入碳水化合物。色氨酸的优质食物来源是蛋类、大豆、家禽、畜肉、鱼类和奶酪等。

图例

睡眠不足

····· 分泌较少的瘦素
▨ 分泌较多的食欲刺激素

睡眠充足

····· 分泌较少的食欲刺激素
▨ 分泌较多的瘦素

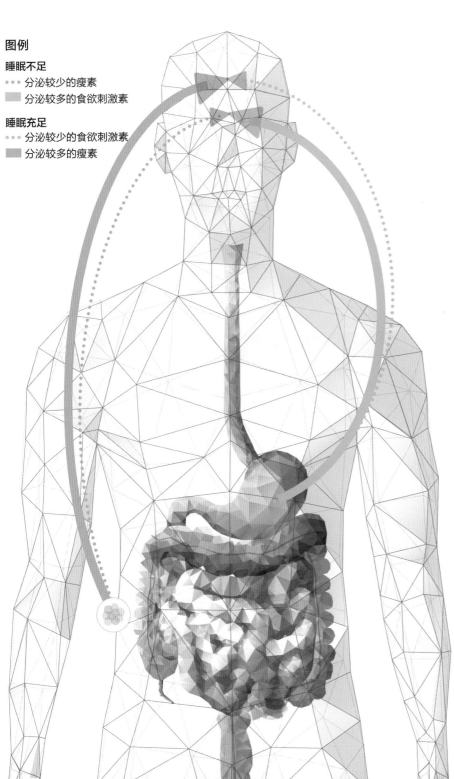

每晚需要睡

7~9
小时

三分之一的英国人
每晚睡大约

7小时

三分之一的英国人
每晚睡大约

6小时

八分之一的英国人
每晚只睡大约

5小时

睡眠不足会导致许多激素分泌紊乱，包括影响食欲的激素（见第97页）。睡眠不足时，身体会分泌更多的食欲刺激素，而瘦素（饱腹激素）的分泌量则会变少，这会促使我们过度进食。当睡眠充足时，情况就会扭转。

饮食能减轻经期症状吗？

几乎所有女性都会经历月经，然而，关于饮食如何影响月经和痛经等经期症状的高质量研究却寥寥无几。

————

我们所知道的是，某些营养素（见下一页）似乎可以减轻经期症状，因此，我们有必要尝试在日常饮食中补充这些营养素。

经前期综合征

经前期综合征（PMS）是在月经前几天所出现的生理和心理两方面的不适。症状包括情绪低落、情绪易波动、头痛、腹胀、腰痛、乳房胀痛、痤疮、疲劳等。

据估计，30%～40%的女性经历过经前期综合征，其中77%的女性出现过心理方面的不适，71%的女性会感到疲劳，在某些情况下还会感到极度疲惫。约三分之一的女性称她们受经前期综合征困扰而无法正常工作和生活。

缺钙和缺维生素D可能会使症状加剧。研究认为，补充这些营养素或食用富含这些营养素的食物有助于缓解症状。可以每天服用10微克的维生素D补充剂。铁有助于提高能量水平。由于铁会随着经血从体内流失，因此月经期间要持续食用富含铁的食物，这样会降低缺铁的风险。

痛经

痛经是最常见的经期症状，约有85%的女性受其影响。月经开始时，一种叫作前列腺素的活性物质会增加，它会导致子宫肌肉收缩，从而引起痛经。

镁和ω-3脂肪酸可以减轻肌肉收缩，从而缓解痛经。最近的研究表明，补充ω-3脂肪酸（因抗炎特性而闻名）可能会降低痛经时的疼痛强度。食用鱼油也有类似的效果。

补充维生素D和维生素E以及吃生姜也会降低疼痛强度。生姜含有姜醇和姜酮，可能具有抗炎和镇痛作用。

有限的证据表明，吃低脂素食和补钙可以减少经期疼痛的持续时间并降低疼痛强度。

消化系统不适

许多人称在月经期间消化系统有不适感，排便习惯也有改变，月经第一天的症状最明显。在月经开始之前的几天里，雌激素和孕酮的水平上升，这有利于受孕，但这些激素会减缓胃肠道的蠕动。

月经期间要尽可能吃好，多摄入一些膳食纤维，并喝大量的水以保持肠道正常蠕动。还有必要少食用可能增加胃肠道炎症和导致腹胀的食物，如酒、含咖啡因的饮料、高脂肪食物和碳酸饮料。一些（非对照）研究发现，习惯性的咖啡因摄入可能导致月经异常。

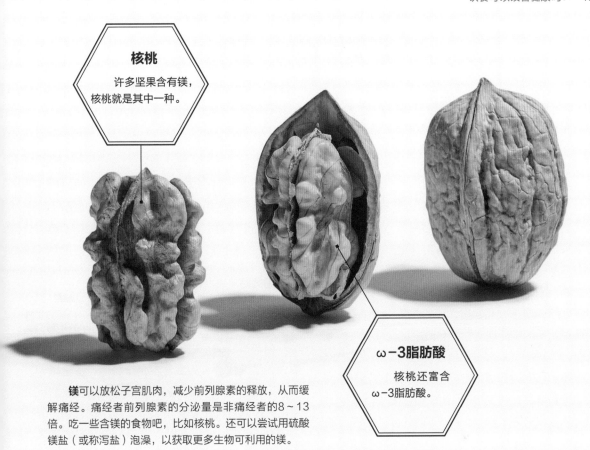

核桃

许多坚果含有镁，核桃就是其中一种。

ω−3脂肪酸

核桃还富含ω−3脂肪酸。

镁可以放松子宫肌肉，减少前列腺素的释放，从而缓解痛经。痛经者前列腺素的分泌量是非痛经者的8～13倍。吃一些含镁的食物吧，比如核桃。还可以尝试用硫酸镁盐（或称泻盐）泡澡，以获取更多生物可利用的镁。

营养素食物来源

镁	ω−3脂肪酸	钙	维生素D	铁
南瓜子	鲑鱼	牛奶	鲑鱼	肝脏
核桃	鳟鱼	奶酪	鲭鱼	红肉
巴西坚果	鲭鱼	酸奶	鲱鱼	干豆类
杏仁	沙丁鱼	钙强化奶	沙丁鱼	蛋类
腰果	亚麻籽	钙强化面包	红肉	干果
花生	奇亚籽	带骨沙丁鱼	蛋黄	家禽
葵花子	菜籽油	带骨鲑鱼罐头	维生素D强化食品	鱼类
大豆	油梨	甘蓝	晒过的蘑菇	全谷物
小麦类食物	大豆	橙子		深绿色叶类蔬菜
熟菠菜	绿叶蔬菜	西蓝花		
马麦酱[1]	核桃			

1.主要产自英国及新西兰，由啤酒酿造过程中最后沉淀堆积的酵母制作而成，呈浓棕色，质地黏稠。

更年期要吃得不一样吗？

尽管有大约一半的人会不同程度地经历更年期，但时至今日，更年期的症状仍未得到充分的公开讨论。因此，我们更有理由来谈谈某些食物是否会影响这一人生重大时期。

————

对大多数女性而言，更年期是自然衰老过程中的一个阶段，在此期间，由于雌激素水平下降，她们会停经。一类名为植物雌激素的植物化学物可能有助于缓解潮热和盗汗这些最常见的更年期症状。截至目前，关于植物雌激素的研究主要集中于大豆和大豆制品中的异黄酮。只有10%~20%的亚洲女性有更年期潮热症状，而在大豆食用量较低的美国，大部分围绝经期或绝经期女性都有此症状。

关于大豆对更年期症状影响的研究结果不统一。不过，2021年一项针对400多项研究的综述认为，每天摄取大约50毫克的异黄酮与潮热频率的降低和严重程度的减轻相关。这个量的异黄酮可以从两份大豆食品或饮料中获取。异黄酮似乎能产生微弱的类雌激素作用，并且不会影响雌激素水平，但科学家尚未了解其中的确切机制。

与豆腐、丹贝相比，用大豆制作的奶酪和肉类替代品中往往添加了更多的盐和脂肪，这类食品要少吃。咖啡因和酒精也会加剧潮热症状。

乳腺癌风险

有些乳腺癌是雌激素依赖性的，研究已经发现了摄入大豆和乳腺癌发病风险增加的相关性。但2021年的一项研究评论得出结论：异黄酮在化学结构上与雌激素不完全相同，适量摄取大豆异黄酮并不会增加乳腺癌发生或复发的风险，因此可以正常食用大豆。该结论是基于每天100毫克的异黄酮摄取量得出的，相当于每天吃大约350克豆腐。（服用高剂量的植物雌激素补充剂之前，最好还是先咨询医生）

大豆一定有用吗？

大豆异黄酮的化学结构与人类雌激素相似，但不完全相同，这意味着它们对人体的影响与雌激素不同。大豆异黄酮对有些人可以产生类似雌激素的影响，如能够缓解潮热，而对另一些人来说并非如此。

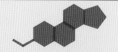

人类雌激素

人类雌激素能够以相似的程度与体内的两种雌激素受体结合。

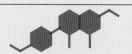

大豆异黄酮

大豆异黄酮更倾向于与一种类型的雌激素受体结合，对身体的影响可能与人类雌激素不同，比如大豆异黄酮有抗氧化作用。

强健骨骼

丹贝中的发酵大豆富含维生素K_2，维生素K_2有助于预防骨质疏松症。

心脏和骨骼健康

绝经后，女性患心血管病的风险增加，应少吃盐，多摄入膳食纤维，用不饱和脂肪代替饱和脂肪。此时，钙的摄入也很重要，因为在更年期，骨矿物质密度会因衰老而加速下降。更年期女性应该从饮食中获取足量的钙，其来源包括绿叶蔬菜、钙强化食品、乳品和带骨鱼等。除了钙以外，获取足量的维生素D也很关键。更年期女性可能需要服用补充剂，尤其是在出现骨量减少和骨质疏松症的情况下（见第130～131页）。

饱和脂肪含量低的大豆制品，如豆腐和丹贝，有助于维持正常的胆固醇水平。

豆腐和丹贝：豆腐是豆浆凝结后压去水分制成的，丹贝是由煮熟的大豆经发酵制成的。

增加每日大豆摄入量

每天吃两份大豆类食品有助于缓解潮热症状，这个量大致相当于：

100克豆腐碎
半块（约100克）丹贝
100克毛豆
2杯250毫升的豆浆
1杯250毫升的豆浆+ 200克原味大豆酸奶

饮食有益于抗衰老吗？

除了影响容颜、行动能力、认知能力，年龄增长还可能会增加我们患非传染性疾病的风险。饮食能帮助我们延年益寿，改善晚年健康状况吗？

———————

预计到2050年，全球60岁以上的人口将达到20亿，是2015年的两倍多。衰老会增加2型糖尿病、癌症和心脏病等慢性疾病的发病风险，但科学家尚未完全弄清楚其背后的复杂机制。一种理论认为，从饮食中获得的抗氧化物质（如维生素C、维生素E、硒和锌）可能会保护我们免受有害自由基分子的伤害，减轻随着年龄增长而加速的细胞损伤。研究表明，从均衡膳食（含各种植物）中获得这些营养物质比服用补充剂更安全，因为补充剂通常是高浓度

的，可能会超出人体所需，而且过量补充某些营养物质可能会产生破坏性影响。

地中海饮食

有证据表明，健康的生活方式可能会降低人们患慢性疾病的风险。一项基于长期数据的研究发现，那些长期坚持地中海饮食方式（食用大量蔬菜、全麦食品和鱼类）的人，健康衰老（即到70岁时没有重大的行动问题或慢性疾病，认知能力没有丧失，并且心理健康状况良

过量的糖如何使皮肤老化

胶原蛋白和弹性蛋白可以使皮肤保持紧致，但糖化作用会使它们受损。大量高血糖生成指数（GI）食物，尤其是含糖食物，会使血液中的葡萄糖含量快速升高，加剧糖化作用。

健康的表皮柔软且光滑

糖化（非酶糖基化）

过多的葡萄糖分子附着在胶原蛋白和弹性蛋白纤维上，与其中的氨基酸发生共价交联反应。

图例

- 糖
- 胶原蛋白
- 弹性蛋白

胶原蛋白和弹性蛋白位于真皮层

好）的可能性比其他人要高30%。研究人员追踪并分析了近50万英国中年人的数据，发现健康的生活方式（包括饮食方式）可以使男性的预期寿命增加6年，女性的预期寿命增加7.5年。

皮肤老化

20岁以后，胶原蛋白的生成逐渐减少，皮肤细胞体积变小、数量减少，这会使皮肤变薄。鲑鱼和鲭鱼等油性鱼类对维持皮肤细胞的功能有益。水果和蔬菜中的抗氧化物质（尤其是β-胡萝卜素、维生素E、维生素C、番茄红素和叶黄素）可以抵抗自由基的伤害。我们要多吃水果和蔬菜，比如甘蓝、胡萝卜、菠菜、红甜椒、西红柿和芜菁叶。成年人每天还要吃2~3个巴西坚果，以获取对皮肤有益的硒。研

究人员发现，连续六个月坚持每天吃两份60克的杏仁，可明显减少皱纹的出现。

关节和大脑健康

随着年龄的增长，肌肉质量和骨密度会下降，从而导致人们身体虚弱，患骨质疏松症的风险增加。19~64岁的健康成年人应力求每天摄入700毫克的钙，以保护骨骼健康，并摄入足量的维生素D以促进钙的吸收（见第130~131页）。65岁以上老人和哺乳期女性每天至少应摄入1000毫克的钙。为了促进肌肉的修复和生长，要争取每餐都吃一份（大约手掌大小）蛋白质类食物，如鸡胸肉、混合干豆或豆腐。做一些抗阻训练也很重要。一些研究还发现，食用不饱和脂肪可能会减缓智力衰退（见第142~143页）。

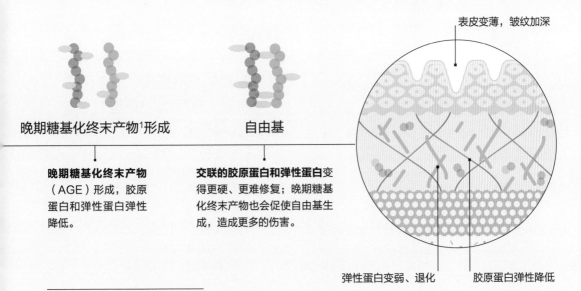

晚期糖基化终末产物[1]形成　　　自由基

晚期糖基化终末产物（AGE）形成，胶原蛋白和弹性蛋白弹性降低。

交联的胶原蛋白和弹性蛋白变得更硬、更难修复；晚期糖基化终末产物也会促使自由基生成，造成更多的伤害。

表皮变薄，皱纹加深

弹性蛋白变弱、退化　　　胶原蛋白弹性降低

1.蛋白质的氨基与糖的醛基之间自发糖基化反应生成的一类糖蛋白。

饮食可以预防痴呆吗？

"痴呆"是多种认知障碍的统称，这些认知障碍在开始时往往症状轻微，而后逐渐加重，直至影响日常生活。尽早养成健康的饮食习惯是降低痴呆风险的一种方法。

————

痴呆的症状包括交流困难、记忆丧失、情绪易波动等。痴呆有很多种类，具体症状取决于深层原因。阿尔茨海默病是一种进行性发展的神经退行性疾病，病因迄今未明。血管性痴呆是一组由脑血管疾病导致的智力和认知功能障碍综合征。有人认为一些老年人患痴呆与其生活方式有关。

痴呆与饮食

证据表明，在中年时保持健康的体重和健康的生活方式可以降低患痴呆的概率。一系列研究也认为认知与饮食之间存在正相关性，虽然其因果关系未能确定，但研究指出要遵循地中海饮食，多食用蔬菜和全麦食品，减少盐、糖和饱和脂肪的摄入量。许多加工食品中的添加糖能迅速被身体吸收，相比复杂碳水化合物，它们能引发更强烈的胰岛素反应。2型糖尿病患者患痴呆的风险似乎更高，但对其原因的研究仍处于初级阶段，目前的研究认为原因可能是过量的胰岛素加快了 β -淀粉样蛋白在大脑中的沉积。

健脑食品可靠吗？

科学家设计了超体饮食法（MIND DIET）来干预神经退行性疾病。该饮食法是地中海饮食与能降低高血压的DASH饮食的结合，据研究，这两种饮食都有利于减少2型糖尿病和心血管病的发病风险。

值得注意的是，该饮食法的主角是绿叶蔬菜和浆果，它们的抗氧化特性有助于减轻氧化应激。氧化应激是指体内活性氧的生成和清除失衡，过量的活性氧引起细胞和组织氧化损伤的现象。

另外，一些研究认为，多摄入 ω -3脂肪酸可以减少患痴呆的概率。然而，其他研究还没有发现 ω -3脂肪酸对痴呆有任何影响，因此对此还需要进行长期研究。高水平的晚期糖基化终末产物与许多慢性病（包括阿尔茨海默病）发病前的炎症和氧化应激存在相关性，这些化合物也可能导致脑细胞内 τ 蛋白缠结。当血液中的葡萄糖过多时，晚期糖基化终末产物就容易形成，经高温烹饪的食物中也可能有大量晚期糖基化终末产物。

烹饪方式与晚期糖基化终末产物含量（单位kU/100g）

牛肉	煎 AGE 高	9522
	炖 AGE 低	2443
鸡肉	烤 AGE 高	4768
	煮 AGE 低	1210
鲑鱼	煎 AGE 高	3083
	煮 AGE 低	1801
土豆	炸 AGE 高	694
	煮 AGE 低	17

阿尔茨海默病与大脑

数以亿计的神经元在大脑中传递信息，并且会将信息传至身体其他部位。阿尔茨海默病患者的信号传递和修复过程被干扰，导致神经元损失变多。科学家仍在研究这种情况发生的确切原因。

健康的大脑

神经元网络通过电和化学（神经递质）信号利用突触进行交流，并不断自我修复。

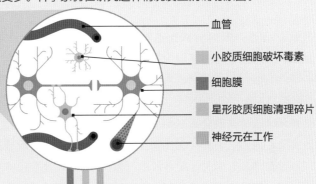

- 血管
- 小胶质细胞破坏毒素
- 细胞膜
- 星形胶质细胞清理碎片
- 神经元在工作

出差错时

β-淀粉样蛋白

在阿尔茨海默病患者的大脑中，这种通常无害的蛋白质数量异常，它们在神经元之间聚集并形成斑块。

"后勤"细胞

小胶质细胞和星形胶质细胞没有清理β-淀粉样蛋白这样的无用物质，而是引起炎症并进一步损害神经元。

τ蛋白

正常情况下，这些蛋白质有益于保持神经元的结构，在阿尔茨海默病患者的大脑内，它们会形成缠结，破坏神经元的信号功能。

阿尔茨海默病患者的大脑

越来越多的神经元受损和死亡，神经网络的信号传递中断，大脑相关区域萎缩。最初是影响记忆，之后会影响语言、思维和行为。

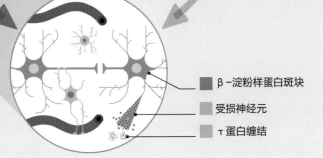

- β-淀粉样蛋白斑块
- 受损神经元
- τ蛋白缠结

为何会有腹胀感?

当肠道内有较多气体时,我们会感觉到腹胀,腹部看上去也变大了。腹胀的人会有一种不舒服的饱胀感,有时还伴有疼痛和恶心。

————

在禁食状态下,我们的胃肠道里也有气体。进食后,气体量会增加,因为我们进食时会吞下空气,消化过程中也会产生气体。因此,饭后胃部膨胀是正常现象。

吃膳食纤维含量高的食物,如干豆类,可能会导致腹胀,因为这类食物会使大肠内的气体变多。不过对许多人来说,膳食纤维可以调节消化功能,加快肠道运输,从而减轻腹胀。吃得太快或在吃东西时喝很多水,尤其是碳酸饮料,则会加剧腹胀。其他关键因素包括:

压力:压力会影响肠-脑轴的交流机制(见第41页),例如改变神经递质的水平从而干扰消化功能,影响肠道运动,进而导致便秘或腹泻。

激素:女性比男性更容易感到腹胀,这可能与性激素的差异及激素水平波动有关。月经前孕酮的上升会诱发腹胀和其他消化系统问题,而雌激素可诱导一氧化氮合酶生成,从而刺激肠道肌肉放松。

肠道菌群:我们的肠道细菌能分解难以消化的食物成分,并产生气体。患有肠易激综合征(IBS)的人(见第156页)由于胃肠道过于敏感,会更容易感到腹胀。研究表明,他们的肠道产生的气体量实际上与健康人群相似。

便秘:排便延迟和粪便量增加可导致气体积聚和滞留,粪便在大肠内停留的时间越长,细菌发酵产生的气体就越多,从而加剧腹胀。

小肠细菌过度生长(SIBO):大多数肠道细菌生活在我们的大肠中。小肠中的细菌过度生长会引起小肠消化吸收功能障碍,从而导致腹胀。

肠道敏感:已有证据支持内脏高敏感性的人对腹胀和一些其他症状更敏感。胃肠道疾病患者特别容易出现肠道敏感。

不耐受:有食物不耐受问题的人吃下不耐受食物就可能会腹胀。例如,乳糖不耐受者体内缺乏消化牛奶中乳糖的酶,他们吃下的乳糖会被肠道细菌分解,从而产生大量气体。

腹胀可以治疗吗?

没有一套放之四海而皆准的治疗方法,治疗方案往往是个性化的。

方案包括:改变生活方式(注意饮食、适度运动和减压);服用益生菌;采取药物治疗,如便秘者服用泻药,小肠细菌过度生长患者服用抗生素。确定潜在病因对于解决基础疾病至关重要,例如肠易激综合征或食物不耐受患者的饮食问题。虽然由肠道内气体引起的腹胀很常见,而且相当正常,但如果腹胀持续存在,请务必咨询医生,以排除存在胃肠道疾病的可能性。

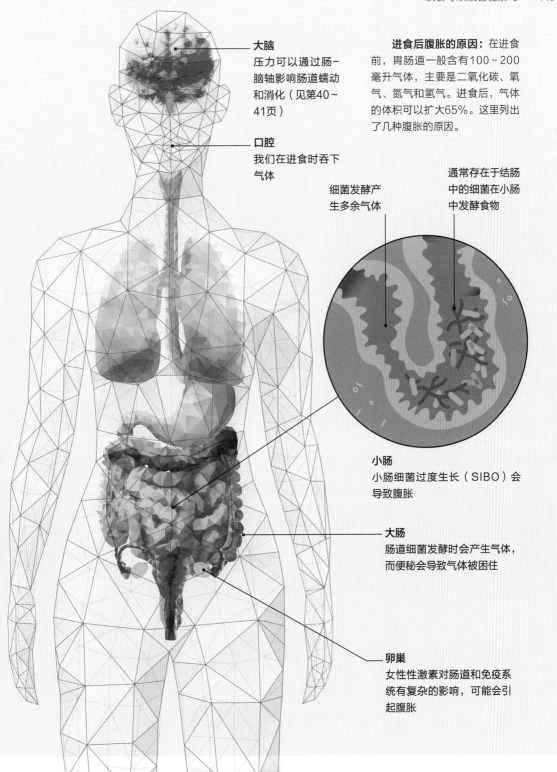

大脑
压力可以通过肠－脑轴影响肠道蠕动和消化（见第40～41页）

口腔
我们在进食时吞下气体

进食后腹胀的原因： 在进食前，胃肠道一般含有100～200毫升气体，主要是二氧化碳、氧气、氮气和氢气。进食后，气体的体积可以扩大65%。这里列出了几种腹胀的原因。

细菌发酵产生多余气体

通常存在于结肠中的细菌在小肠中发酵食物

小肠
小肠细菌过度生长（SIBO）会导致腹胀

大肠
肠道细菌发酵时会产生气体，而便秘会导致气体被困住

卵巢
女性性激素对肠道和免疫系统有复杂的影响，可能会引起腹胀

放屁正常吗？

放屁可能会让人尴尬，但这是完全正常的现象，而且它是消化的重要环节。你永远不会听说有营养师在讨论放屁问题时着红了脸。

———————

大多数人每天会放屁5～15次。放屁是肠道菌群（见第40～41页）健康的标志，但如果放的屁很臭或屡放不止，那就要查查原因了。

气体过多

放屁是因为肠道细菌的自然发酵。肠道气体量异常可能有几个原因：肠道菌群生长过剩；吃下了不耐受的食物；饮食中的膳食纤维量突然增加，身体一时无法适应；食物在肠道中移动得太快（如腹泻）；食物在肠道中移动得太慢，导致便秘，应该被排出的粪便被"酿造"了很长时间，产生了大量气体。

难闻的气味

大多数情况下，放屁时放出的气体是没有气味的。屁会臭是因为肠道分解了含硫化合物，从而产生了难闻的含硫气体，如硫化氢。如果你的屁总是很臭，应该检查一下你的饮食，再咨询一下营养师，向他们寻求帮助。

会导致臭屁产生的食物包括：

- **动物性食物**：肉类、蛋白粉、蛋类。
- **植物性食物**：西蓝花、甘蓝、花椰菜、大蒜、洋葱。
- **饮料**：葡萄酒、啤酒。

虽然每个人的情况不同，但许多科学家认为，高蛋白饮食是导致臭气产生的主要原因。建议先降低饮食中的蛋白质水平（建议摄入量见第7页），再考虑其他方法。还可以稳步增加饮食中来自植物性食物的膳食纤维，让肠道菌群以稳定的速度分解膳食纤维，而不是"杀它们个措手不及"。

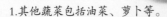

甘蓝：不仅是甘蓝，十字花科[1]的所有蔬菜都会导致臭屁产生。

———————
1.其他蔬菜包括油菜、萝卜等。

为何会便秘？

便秘会让人沮丧，有时还会让人很痛苦。便秘时，大便会变得硬邦邦，排便会变成"力气活"。

___

不能被消化的食物残渣等会进入大肠与液体混合形成粪便。在合适的时候，肠道肌肉会通过绷紧和放松将粪便推向肛门。如果你经常排便困难，可能是便秘了。

·**结肠慢传输型便秘**：大便需要很长时间才能通过大肠，其中大部分水分被吸收，大便因此变得干硬。

·**排便障碍**：指在排便的最后阶段，相关肌肉的协调性很差。这可能与童年如厕习惯有关，也可能是身体结构问题。

·**便秘型肠易激综合征**：一种主要由便秘引起的肠易激综合征（见第156页）。

儿童便秘

我们的消化系统从出生到成年一直在发生变化，尤其是出生后的第一年。随着固体食物的引入，便秘成了断奶后的常见症状。虽然儿童腹痛往往只是由单纯的便秘引起的，但也需经常检查。

如何缓解便秘？

每天至少要喝1.5～2升水，并逐渐增加饮食中的膳食纤维。膳食纤维可以为粪便塑形，因为它不会被肠道吸收；膳食纤维还可以吸收水分，软化粪便。运动也可以促进肠道蠕动。泻药在某些情况下是有用的，例如分娩后以及因便秘而极度痛苦时。但是泻药也可能让人产生依赖，从而影响肠道菌群和如厕习惯。以背部与腿呈直角的姿势坐在马桶上可能会导致肠道受到挤压。要多用"蹲"姿，让双腿与躯干呈35°，此时，脚垫会有帮助。

紫甘蓝

紫甘蓝中含有异硫氰酸盐，异硫氰酸盐是臭屁产生的罪魁祸首。

便秘征兆包括：

___

每周排便少于三次

___

排便困难，伴有疼痛

___

排便需要很大的力气

___

粪便像又小又硬的弹丸

___

感觉没有全部排干净

饮食会导致腹泻吗？

腹泻时，人会更频繁地排出稀便、水样便。压力、焦虑和饮食等一系列因素都可能引发腹泻。

每天有大约9升的水会进入我们的小肠，其中90%的水会被吸收。肠道中水分过多或水分没有被充分吸收时就可能发生腹泻。虽然腹泻会导致脱水，但腹泻时直接喝大量的水会使情况雪上加霜，这时需要用口服电解质溶液来代替水。

电解质流失

腹泻会导致电解质失衡，其中的钠、钾、钙等矿物质有助于调节体液平衡，促进细胞功能的正常运作。可以服用补液盐或喝牛奶、椰子水来补充电解质。对大多数人而言，急性腹泻在家就可以解决，但有慢性腹泻时就要注意了，应尽快就医。

污染的食物和水

弯曲杆菌或大肠杆菌通过污染的食物进入人体可能会导致腹泻，蓝氏贾第鞭毛虫（引起贾第虫病）等寄生虫通过污染的水进入人体内也会引起腹泻。这些都是在卫生标准差的地方度假时出现腹泻的常见原因。要保持良好的卫生习惯（见右侧），避免饮用不干净的自来水和食用未煮熟的食物。

饮食诱因

吃下不耐受的食物可能会导致排稀便。饮食也可能引发肠易激综合征的症状，其中就包括腹泻。（见第156页）

其他常见的饮食诱因有：

· **辛辣食物**会刺激胃黏膜，进而引起腹泻。

· **油炸食品**含有饱和脂肪和反式脂肪，这些成分有时难以被分解，可能导致腹泻或使腹泻加剧。

· **咖啡**能提神醒脑的同时还能刺激消化系统，许多人喝完一杯咖啡后很快就会排便。

· **饮酒**可能会导致第二天拉肚子，尤其是喝啤酒或葡萄酒时。

· **高FODMAP（可发酵、低聚糖/寡糖、双糖、单糖和多元醇）食物**会导致腹泻。例如，大蒜和洋葱含有果聚糖，一些患有肠易激综合征的人难以消化这种物质。这两种食物中的不溶性纤维会让食物更快地通过消化系统。

· **一些合成甜味剂**会扰乱消化系统，含有这些甜味剂的食品可能会在标签上标明该产品具有通便作用。

保持良好的卫生习惯

要保持高标准的卫生要求，降低因接触污染物而引起腹泻的风险：

在饭前便后或处理食物前，用肥皂和温水彻底清洁双手。

每次腹泻后用消毒剂清洗马桶，包括盖板和座圈。

避免使用其他家庭成员使用的毛巾、浴巾、餐具或器皿。

食物中毒

　　肠道中原本就有大肠杆菌，它们有助于消化，但大肠杆菌的某些菌株能产生毒素，摄入被这些菌株污染的食物或水就可能会腹泻。

每日约有 9升
水进入小肠

肠壁上的绒毛吸收
水分及营养物质

血管将水
传送出去

正常情况

约90%
的水分被吸收

约10%
的水分被排泄出去

志贺毒素[1]破坏
小肠内壁

受污染食物中的
某些大肠杆菌产
生志贺毒素

大肠杆菌感染

小肠内壁损伤影响
了水的正常吸收，
导致腹泻

1.一种烈性细菌外毒素。

我要担心食物过敏和食物不耐受吗？

对食物的异常反应或"食物不良反应"可能是由食物不耐受或食物过敏导致的。尽管二者常被混为一谈，但它们是两种截然不同的反应。

————————

我们大都会时不时地经历消化系统不适，如果症状轻微且不经常发生，通常不必担心。进食后经常感到不适则可能是食物过敏或食物不耐受的表现。过敏可能很严重，某些情况下会危及生命，所以了解其征兆至关重要。在英国，只有不到4%的人有食物过敏问题，食物不耐受的情况似乎更普遍。

食物过敏

食物过敏是一种异常免疫应答。它通常是突然发生的，而且少量的食物便可引发反应。对某种食物过敏时，无论吃的量或频次如何，每次食用该食物你都会发生过敏反应。过敏反应大致分为两种类型。免疫球蛋白E（IgE）介

导的过敏反应是身体对已消化的食物产生特异性抗体引起的反应。这种过敏可能伴随终身，过敏反应发生时可能出现荨麻疹、肿胀、过敏性休克等。非免疫球蛋白E介导的食物过敏则涉及其他免疫系统成员，这种过敏反应速度较慢，更难诊断，其症状有腹胀、呕吐和腹泻等。

环境和遗传等因素会导致食物过敏。双重过敏原暴露假说认为，早期通过皮肤接触食物过敏原（例如润肤霜中的坚果油）可能会增加过敏的可能性，而在婴儿期食用过敏原可能会增强机体对它们的耐受性。研究人员认为在早期食用或定期食用花生可以预防花生过敏，尤其是因皮肤屏障受损而更容易过敏的儿童，如

免疫球蛋白E介导的过敏反应

————————

当免疫球蛋白E首次连接树突状细胞与过敏原时，会诱导更多过敏原特异性免疫球蛋白E产生。然后这些免疫球蛋白E会附着在消化道的肥大细胞（一种免疫细胞）上，时刻准备应对再次出现的同种蛋白质。

图例

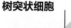
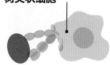

树突状细胞

- ⚥ T淋巴细胞
- ⚲ B淋巴细胞
- ⬭ 免疫球蛋白E
- ⬤ 过敏原
- · 炎症介质（组胺[1]等）

免疫球蛋白E　　　**树突状细胞与过敏原**

身体产生对过敏原中的蛋白质具有特异性的免疫球蛋白E抗体。

免疫球蛋白E连接过敏原与树突状细胞，向T淋巴细胞传送信息。

————————

1.是由组氨酸在体内脱羧生成的，有促进毛细血管舒张及胃液分泌等功能。

患有湿疹的儿童。需要注意的是，由于有窒息的风险，不应给5岁以下儿童食用整粒的坚果。

食物不耐受

食物不耐受会影响消化，但不属于免疫应答。食物不耐受的表现通常与所吃食物的数量和食用频率有关。有些不耐受是由食物中的某些化学物质引发的，而有些则是由人体缺乏分解某种特定食物成分所需的酶导致的。虽然不会危及生命，但食物不耐受会大大影响生活质量。食物不耐受的反应有皮疹、瘙痒、腹胀、腹泻等，这些反应往往是逐步出现的（其他疾病也可能引起腹胀和腹泻，如肠癌，因此经常腹胀或腹泻应该就医检查）。

饮食行业的陷阱

如今，似乎每个人都有食物不耐受，在英国，高达20%的人放弃了一些食物，并改变了他们的饮食习惯。但是没有证据支持这一数据，这其中有许多"不耐受"更可能是出于自以为是和追随时尚。一项研究发现，34%的父母称他们的孩子对某种食物过敏，但仅有5%的孩子查出有过敏症。

媒体上充斥着错误信息，诱导人们把钱浪费在不需要的昂贵产品上。不受监管的"江湖医生"诊断出子虚乌有的不耐受症，这可能会使专业医生的正确诊断姗姗来迟（见第152~153页）。将面包等常见主食拒之门外甚至会导致营养不良。更重要的是，长期来看，不必要的饮食限制会增加人们患进食障碍的可能。所以，请咨询医生或职业营养师，听取正确的建议，并根据他们的指导调整饮食。

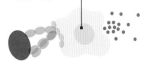

肥大细胞

T淋巴细胞　　　　**B淋巴细胞**　　　　**肥大细胞与过敏原**

T淋巴细胞被触发，释放一种叫作白细胞介素的物质。

白细胞介素使B淋巴细胞产生更多对过敏原有特异性的免疫球蛋白E。

附着在肥大细胞上的免疫球蛋白E在过敏原进入体内时与之结合，促使肥大细胞释放炎症介质。

人们可能不耐受的物质包括：

乳糖

奶类和其他含乳糖的食品

许多以乳糖为填充剂的药片

含有血管活性胺的食物

红酒、浓味的奶酪和蓝纹奶酪、金枪鱼、鲭鱼、猪肉制品等

天然化学物质

如水杨酸盐和谷氨酸盐

一些食品添加剂

尤其是苯甲酸盐、亚硫酸盐和谷氨酸钠

如何确认自己有食物过敏或食物不耐受？

食物过敏和食物不耐受会给生活带来麻烦，所以如果你感觉自己有食物过敏或食物不耐受，千万要寻求医学帮助，以确诊并克服这个问题。

确诊食物过敏或不耐受的过程可能并不顺利。科学界有许多关于过敏的未解之谜。如果你有这方面的担心，最好在完全放弃一类食物之前先咨询医生，以便正确诊断，避免营养素缺乏。写饮食日记并监测症状是个好办法。

诊断食物过敏

许多食物会导致过敏，其中最常见的是牛奶、小麦、鸡蛋、花生、坚果、鱼类、贝类以及一些水果和蔬菜。此外，一些食品添加剂会加重已有的过敏症状。例如，用于食物保鲜的亚硫酸盐可能会导致哮喘急性发作，不过并非所有哮喘患者都不能食用亚硫酸盐。口腔过敏综合征是一种不太常见的过敏类型，这种过敏是因为身体将一些水果或蔬菜中的蛋白质误认为是花粉，导致口腔或喉咙发痒，以及口腔部位出现轻微肿胀。

严格来说，乳糜泻（小肠对麸质过敏）不是食物过敏反应，而是一种由麸质过敏引起的自身免疫病。麸质是小麦、大麦、黑麦等谷物中所含的一类蛋白质。据推测，在欧洲，每100人中至少有1人患有乳糜泻，然而，目前只有约30%的患者得到临床诊断。乳糜泻的症状包括腹部痉挛、腹胀、恶心、反流等。不过有的人也可能是小麦过敏而非乳糜泻，或者是非乳糜泻的麸质敏感（尽管不为人所熟知）。

关于人们为什么会过敏，目前我们所知甚

乳糖不耐受

乳糖是存在于大多数乳品中的一种糖。人类需要乳糖酶来分解乳糖，因此，当身体不能产生足够的乳糖酶时，肠道就无法消化乳糖，从而引发不耐受症状，如腹部痉挛和腹胀。

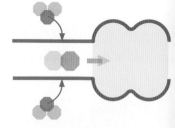

图例

- 乳糖酶
- 乳糖
- 葡萄糖
- 半乳糖
- 水
- 细菌
- 短链脂肪酸
- 二氧化碳
- 氢气
- 甲烷

高水平乳糖酶

在小肠中消化
乳糖酶促使乳糖分解成葡萄糖和半乳糖，这两种成分会进入血液。

乳糖酶不足

从小肠经过
未消化的乳糖进入大肠，导致结肠内水分增加。

少。如果你的家人中有人患有或曾经患有过敏症，你患过敏症的可能性就会高一些（不一定是同一种过敏症）。有过敏症的人往往伴有其他疾病，如哮喘和花粉症。

免疫球蛋白E介导的食物过敏（见第150~151页）可以通过检测血液中的抗体，或将过敏原刺入皮肤并观察反应来诊断。另外，排除饮食法也可以帮助你找出过敏原。

发现食物不耐受

会引起消化道不适的物质有很多，常见的有食品添加剂（如谷氨酸钠、某些合成甜味剂和防腐剂）、咖啡因、酒精、FODMAP（见第158~159页），此外，蛋类、酵母，甚至是食物携带的毒素都可能导致不耐受。食物不耐受基本不会伴随终身，大多数情况下，人们可以吃少量的不耐受食物且不会出现持续性问题。

说到食物不耐受，最常被提到的两种成分是麸质和乳糖。麸质经常被误认为会引起消化道不适，但医学界并不认可麸质不耐受，很多时候症状可能是由其他原因引起的，如肠易激综合征、压力过大、焦虑、炎性肠病或乳糜泻等。乳糖是一种主要存在于乳品中的双糖。当一个人体内缺乏乳糖酶时就会发生乳糖不耐受，在这种情况下，身体不能将乳糖分解为葡萄糖和半乳糖并输送至血液，这可能导致放屁、痉挛、腹泻、腹胀和恶心。（更多关于麸质和乳糖的信息见第154~155页）

目前临床上还没有有效的测试可用于食物不耐受症的诊断，只能通过排除可疑的诱发食物并观察症状，然后逐步重新加入被排除的食物来确认。

过敏

乳品
花生
鱼类
贝类
一些水果和蔬菜
大豆
芥末
芝麻
松子
肉类

鸡蛋
小麦

不耐受

谷氨酸钠
咖啡因
酒精
合成甜味剂
合成食品防腐剂
FODMAP
酵母
乳糖
麸质
血管活性胺类物质
（主要存在于红葡萄酒、浓味的奶酪和蓝纹奶酪、金枪鱼、鲭鱼、猪肉制品中）
水杨酸盐

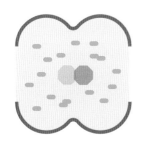

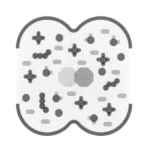

发酵　　　　　　不良反应

在结肠中发酵
乳糖被肠道细菌发酵。

痉挛和腹胀
乳糖发酵产生短链脂肪酸和气体。气体过多会导致痉挛和腹胀。

过敏和不耐受： 有些食物会引起过敏反应，有些食物会引起不耐受，有些食物则是二者兼有。

如何减少饮食中的麸质或乳糖？

当医生告知你要从饮食中去除麸质或乳糖时，你可能会感到沮丧，其实你可以在不影响营养摄入的情况下成功做到这一点。

麸质来源

许多食品都可能含有麸质，有些甚至出人意料。

面粉
意大利面
面包
饼干
蛋糕
酱油
啤酒
加工肉
预制酱汁
预制菜

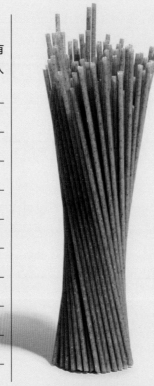

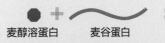

麦醇溶蛋白　＋　麦谷蛋白　＝　麸质

何为麸质？

麦醇溶蛋白和麦谷蛋白与水结合，形成一种网状结构，即为麸质。麸质存在于小麦、黑麦、大麦等谷物中，因有弹性而被广泛用于烘焙中。

大多数人不需要减少饮食中的麸质或乳糖。那些被建议减少麸质或乳糖摄入量的人往往也能保持身体健康和能量平衡，前提是他们要学会用替代食品来实现均衡膳食。请咨询医生或注册营养师，根据自身情况确定饮食方案。请记住，虽然无麸质饮食对一些人来说效果不错，但对另一些人来说可能弊大于利。

去除小麦或麸质

如果你不能吃小麦或麸质，请注意两者的区别。如果你被诊断为乳糜泻（免疫系统对麸质产生异常反应），就需要远离黑麦、大麦、燕麦以及其他含麸质的食品。部分对小麦过敏的人（身体对小麦中的蛋白质产生抗体）可以适量吃很多种谷物，而其余人则不能。无麸质食品中也可能含有小麦成分，反之亦然，购买时要注意看食品配料表。

许多日常食品中都含有麸质（见左侧）。方便食品中也可能含有麸质，所以一定要仔细查看食品配料表。所幸我们还是可以买到无小麦或无麸质食品的。此外，还有不含小麦或麸质的发酵粉。要注意黄原胶，它经常用于烘焙食品中，以改善混合物的质地和黏性，有乳糜泻或麸质不耐受的人也常对黄原胶有反应。无麸质食品的膳食纤维含量较低，脂肪和糖的含量往往高于含麸质的同类产品。无麸质食品的

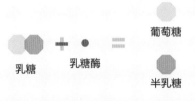

葡萄糖

乳糖　乳糖酶

半乳糖

乳糖消化：乳糖是存在于奶类中的一种天然糖。它会在小肠中被乳糖酶分解成两种单糖——葡萄糖和半乳糖，然后被血液吸收。

蛋白质含量也较低，因为麸质（蛋白质）被去除了。

去除乳糖

与麸质不耐受和小麦过敏的情况类似，乳糖不耐受和奶类过敏也不一样。乳糖不耐受是由乳糖酶缺乏引起的，这种酶可以将乳糖分解为更易吸收的糖类（见上图和第152～153页）。奶类过敏是对动物奶中的某种蛋白质的免疫反应，最常见的过敏原是牛奶中的 αs1-酪蛋白。别忘了，无乳糖食品虽然不含乳糖，但可能含有乳蛋白。

排除含乳糖食物时，要考虑一下因此产生的维生素和矿物质缺口，争取从其他食物中补充。重点关注含有维生素D、维生素B_{12}以及钙和碘的食物。例如，鱼类和蛋类中含有维生素B_{12}和碘。无乳糖乳品含有与标准乳品相同的维生素和矿物质，这些产品经过了乳糖酶处理，使乳糖提前分解。米奶、燕麦奶、杏仁奶、榛子奶、藜麦奶和豌豆奶都是优质的无乳糖奶替代品（米奶

含有少量的砷，请不要给五岁以下儿童饮用）。

牛奶经常被添加到加工食品中，所以要警惕的不仅仅是显而易见的乳品（比如鲜牛奶、黄油、奶酪和酸奶）。

时刻注意

你需要对所吃的一切都保持警惕，以避免交叉污染。在欧盟，法律规定食品包装上必须明确注明过敏原，过敏原通常用粗体字强调并列于某个位置。包装上经常有"可能含有"的声明，说明该食品可能含有一种或多种常见过敏原。餐馆和咖啡馆还必须以书面形式提供所有关于过敏原的饮食信息，并口头告知顾客。

1.一种从牛奶中提炼的油。

乳糖来源

许多乳品、蛋白质食品和某些乳品配料中含有乳糖。

酪乳
凝乳、酪蛋白酸盐
鲜乳酪
印度酥油[1]
水解酪蛋白粉
水解乳清蛋白粉
乳白蛋白
乳球蛋白
食用乳糖
人造黄油
牛奶蛋白
牛奶固形物
奶糖
调制乳
乳清

我会得肠易激综合征（IBS）吗？

如果你经常有消化系统不适，这有可能是由肠易激综合征引起的，而不是食物不耐受。究竟是哪种情况需要咨询医生才能确定。

————

肠易激综合征是最常见的功能性胃肠道疾病，全球发病率为2%～15%。肠易激综合征多见于女性，而且与许多疾病不同，其发病率随着年龄的增长而降低。患者的症状各不相同，并可能发生变化，常见症状是腹胀、便秘、腹泻，以及反复的腹痛。要诊断肠易激综合征，在诊断前症状至少要出现六个月，且近三个月腹痛频繁发作。

诊断与治疗

肠易激综合征的发病机制尚不明确，但研究认为，它受多种因素影响，并且有个体差异性。目前，人们认为肠易激综合征是由肠-脑轴（见第41页）紊乱造成的。在许多情况下，压力会使肠易激综合征加重。食物中的某些成分也对此病有很大影响（见第158页）。由于肠易激综合征与其他肠道疾病（如炎性肠病和乳糜泻）有类似的症状，因此它往往很难诊断。

医生首先要评估病人的病史，排除其他疾病（这一点非常重要），然后给病人进行身体检查，有时需要做结肠镜检查和实验室检查。肠易激综合征有四种亚型：便秘型肠易激综合征（IBS-C）、腹泻型肠易激综合征（IBS-D）、混合型肠易激综合征（IBS-M）和不定型肠易激综合征（IBS-U）。不是所有人对肠易激综合征治疗的反应都一样。改变饮食和生活方式是一线治疗[1]，然后可以尝试服用解痉药、抗抑郁药（可以影响肠道蠕动、内脏敏感性和胃肠道传输速度的神经调质）、泻药或止泻药，以及认知行为疗法和其他心理干预措施。

然而，这些治疗方法无法作为治愈手段，且往往是针对病症的某一部分的。另外，减少或避免摄入某些食物可能会有效果（见第158～159页）。

肠痉挛：肠痉挛是肠易激综合征的常见症状，当肠道肌肉自发收缩时，肠痉挛就会发生。肠痉挛会导致排便不规律和腹痛。

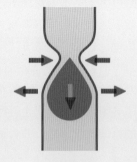

正常情况

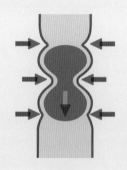

痉挛

————

1.在诊断出一种临床症状后，首先使用的药物或治疗方案。

何为炎性肠病（IBD）？

炎性肠病（IBD）是指一组肠道非特异性炎症性疾病，包含克罗恩病和溃疡性结肠炎两种。

————————

克罗恩病会影响整个胃肠道，不过大多数病人是小肠下端出现症状。克罗恩病的炎症区域是跳跃式分布的，炎症可以渗透多层胃肠道壁。溃疡性结肠炎的炎症区域多出现在结肠和直肠中，炎症会导致肠道内壁出现溃疡，可能引起肠道内壁出血并产生黏液。这两类炎性肠病症状包括持续腹泻、腹痛、直肠出血、体重减轻和疲劳等。

与肠易激综合征一样，炎性肠病的病因尚不完全清楚。研究人员认为，饮食、压力、免疫力和遗传基因都是影响因素，患病的风险水平取决于年龄、种族、家族史、吸烟史和非甾体抗炎药（NSAID）的使用量等。

诊断炎性肠病首先要检测粪便钙卫蛋白含量，然后做结肠镜检查以及活体组织检查。有许多药物可用于治疗炎性肠病，另外，饮食的作用也不容小觑，尤其是对轻度炎性肠病患者而言。医生通常还会建议炎性肠病患者接种疫苗来预防感染。情况严重的话，患者可能要接受手术，切除肠道受损的部分，不过随着医学技术的进步，如今这种手术已不常见。

乳糜泻

乳糜泻不属于炎性肠病，但有与之类似的症状。

在食用麸质后，乳糜泻患者的免疫系统会攻击自身组织，导致小肠内壁受损，从而使营养物质吸收率降低。如果不进行治疗，患者可能会出现贫血、骨质疏松症、不孕症、神经系统疾病和神经损伤，以及罕见的小肠癌和胃肠道淋巴瘤等并发症。

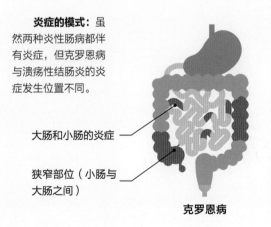

炎症的模式： 虽然两种炎性肠病都伴有炎症，但克罗恩病与溃疡性结肠炎的炎症发生位置不同。

大肠和小肠的炎症

狭窄部位（小肠与大肠之间）

克罗恩病

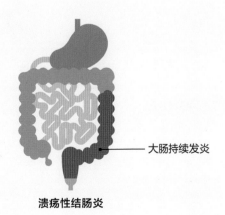

大肠持续发炎

溃疡性结肠炎

何为FODMAP?不吃这些能治愈肠易激综合征吗?

如果你已经为了改善肠易激综合征（见第156页）而改变了生活方式，但未见成效，那么下一步最好是在专业营养师的帮助下，采取低FODMAP饮食。

FODMAP（即可发酵、低聚糖/寡糖、双糖、单糖和多元醇）是指一系列小肠不能消化的碳水化合物。这类成分被吃下去后会进入大肠，被肠道细菌发酵。许多食物都含有FODMAP，包括苹果、油梨、梨、杧果、花椰菜、黑麦、豆类等。

"可发酵"代表了可以发酵并且可被肠道细菌利用的成分。寡糖是一类碳水化合物，通常是由3~10个单糖分子形成的，比如洋葱、大蒜、小麦、黑麦和大麦中的果聚糖，大豆和小扁豆中的低聚半乳糖（GOS）。双糖（比如乳糖）是由两个单糖分子形成的，而单糖（比如果糖）只有一个糖分子。多元醇包括山梨糖醇、甘露醇等，它们主要存在于无糖糖果、薄荷糖、口香糖以及某些水果和蔬菜中。

FODMAP如何引发症状

FODMAP引发肠道症状的机制尚不明确，主要有两种假说：

· **"小肠假说"** 认为，FODMAP是渗透活性物质（通过选择性渗透膜引发水分从高浓度区域向低浓度区域的扩散），会导致小肠中的水分增加，从而引起腹胀等不适。

· **"大肠假说"** 认为，FODMAP可促使结肠细菌发酵产生更多气体，导致腹胀等不适。

胃

小肠

大肠

肠道中的FODMAP

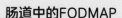

FODMAP可能会使小肠吸入过多的水分，它们也可能在大肠内被肠道细菌发酵，产生气体并引起不适。

高FODMAP食物

大蒜、洋葱、西蓝花、花椰菜、蘑菇、苹果、梨、西瓜、樱桃和小麦制品（如面食和糕点）都属于高FODMAP食物。

低FODMAP饮食

采取低FODMAP饮食（LFD）是一种流行且有效的缓解肠易激综合征症状、改善患者生活质量的方法。研究证明，这种饮食方法可以缓解70%～80%的肠易激综合征患者的症状。虽然它看上去有很多限制，但实际上患者只需要遵循基本原则，具体操作时还是可以根据实际情况进行个性化调整的。患者一定要在专业人士指导下进行低FODMAP饮食，以保护自己的健康。患者通常要约见营养专家两到三次，整个过程分三个阶段：

1.去除： 在四到六周的时间里，患者必须限制饮食中所有的FODMAP的摄入量。本阶段结束时，患者的症状会明显改善。

2.重新加入： 在接下来的几周里，患者开始有序地将FODMAP重新加入饮食中，每次增加一种，这样患者就能够确定其对每种FODMAP的症状阈值。

3.个性化方案： 一段时间后，患者可以制订个性化餐单，加入不会引起症状的FODMAP，减少或完全去除会引起症状的FODMAP，以控制症状，同时保证营养充足。

如果你认为自己患有肠易激综合征，请咨询医生。虽然低FODMAP饮食对部分人来说很有效，但只有在真正需要并得到专业指导的情况下才能实践它。同时，也不建议长期采取这种饮食，因为低FODMAP饮食可能会导致肠道菌群多样性降低，从长远来看对肠道健康更加不利。

FODMAP

是一系列难以消化的碳水化合物。

F
可发酵

O
低聚糖/寡糖

D
双糖

M
单糖

A
和

P
多元醇

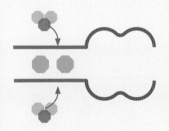 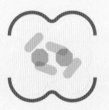 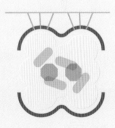

小肠	大肠内的细菌反应	气体积聚 → 膨胀	信息传输至神经系统
FODMAP会导致水被吸入小肠，引起腹胀。	FODMAP会被大肠中的细菌发酵，产生气体。	肠道肌肉壁随着气体的积聚而膨胀。	大肠通过膨胀的肌肉向神经系统发出信号。

何为抗炎饮食?

饮食和炎症脱不了干系,但到目前为止,严格来说并没有哪一种饮食可以称为"抗炎饮食",这个领域还有待进一步研究。不过尝试一些推荐的饮食,看看其效果如何也无妨。

———————————

炎症是身体对某些类型的伤害(如割伤)或疾病(如感冒)的正常反应。它是身体防御系统和自愈机制的一部分。

在某些情况下,人体会出现慢性炎症。关节炎、哮喘、湿疹、糖尿病、一些心脏和肺部疾病以及一些癌症都涉及慢性炎症。部分人的肠道很容易发生炎症。肠易激综合征、炎性肠病等都与肠道慢性炎症有关。

炎症的饮食诱因

许多研究着眼于我们所吃的食物与炎症之间的潜在联系。这些研究认为,过量食用以下食物或饮料可能引发炎症:

· 精制碳水化合物类食物,如白面包、蛋糕;
· 薯条和其他油炸食品;
· 汽水和其他含糖饮料;
· 红肉(如牛排)和加工肉类(如香肠);
· 人造黄油、起酥油和猪油。

如果身体经常有炎症,你可以尝试限制这些食物的摄入量。

减少炎症

炎症是免疫系统的一种反应,而肠道健康关乎免疫力高低(见第132~133页)。争取用健康的饮食维护好肠道菌群,这也是我们影响免疫力的一种方式。

健康的饮食不太可能让炎症加重,但没有确凿的证据表明特定的食物可以减轻炎症,除了类风湿性关节炎。

在一项研究中,一组类风湿性关节炎患者遵循膳食纤维、油性鱼类和益生菌丰富的饮食方式,而另一组则遵循蛋白质、饱和脂肪和红肉丰富的饮食方式。结果显示,第一组成员的健康状况得到改善。对此,我们还需要进行更多的研究,目前来看,遵循适合类风湿性关节炎患者的饮食方式(增加ω-3脂肪酸、钙和铁的摄入)会减少身体其他部位的炎症。一些研究显示,如果遵循地中海饮食方式(见第28~31页),类风湿性关节炎的症状会减轻。

ω-3脂肪酸

建议类风湿性关节炎患者增加ω-3脂肪酸的摄入量。

鱼油已被证明可以抑制一般性炎症,并有助于减轻关节疼痛和僵硬。可以尝试每周吃两份140克的油性鱼类。一些蛋类和面包富含ω-3脂肪酸。植物中的ω-3脂肪酸(如来自亚麻籽油、月见草油、琉璃苣油的)对炎症的缓解作用较小,且益处有限。经证明,服用高剂量鱼油补充剂(每粒含500~1000毫克二十碳五烯酸或二十二碳六烯酸)可以缓解类风湿性关节炎的症状。要有耐心,缓解症状可能需要三个月的时间。在服用补充剂之前,请先咨询医生。

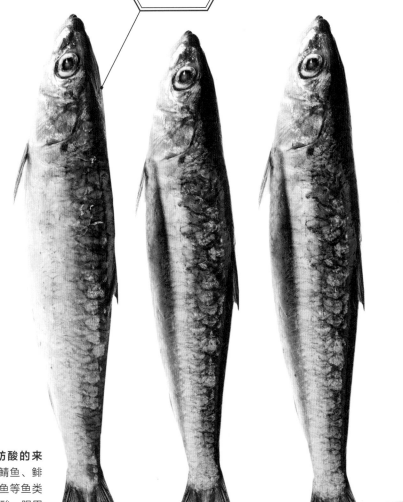

沙丁鱼

提供蛋白质、钙、维生素B$_{12}$、维生素D以及ω-3脂肪酸。

ω-3脂肪酸的来源： 沙丁鱼、鲭鱼、鲱鱼、鲑鱼和鲷鱼等鱼类富含ω-3脂肪酸。服用素食DHA（二十二碳六烯酸）补充剂也是一种选择。

何为糖尿病，它有哪些风险因素？

糖尿病是一种血液中葡萄糖水平升高的疾病。1型糖尿病是一种自身免疫病，起病较急，并且不是由饮食引起的。2型糖尿病是渐进发展的，症状较轻，并且受饮食影响很大。

从饮食中获取的葡萄糖会被释放到血液中为身体提供能量（见第4～5页）。胰腺分泌的胰岛素能帮助细胞获得葡萄糖。糖尿病患者的胰岛素分泌和作用会出现问题，他们的细胞无法充分获取葡萄糖作为能量，导致留在血液中的葡萄糖过多，从而引发高血糖症（血糖水平高）。持续的高血糖会损害眼睛、肾脏和心脏的健康。

1型糖尿病患者的胰岛素分泌极少。在胰岛素缺乏的情况下，身体无法从葡萄糖中获取足够的能量，只能分解脂肪来获取能量。脂肪分解时会产生一类名为酮体的物质，大量的酮体能使血液呈酸性，严重时可引发一种危及生命的并发症——糖尿病酮症酸中毒（DKA）。

2型糖尿病患者的胰岛素相对不足。为了获得更多能量，身体会向胰腺发出信号要求释放更多胰岛素。胰腺便会极力分泌胰岛素，导致血液中的胰岛素水平过高，细胞对其敏感性降低（胰岛素抵抗），患者的胰腺也会受损。

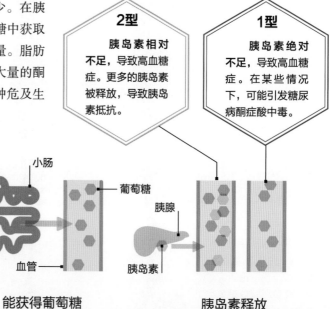

2型

胰岛素相对不足，导致高血糖症。更多的胰岛素被释放，导致胰岛素抵抗。

1型

胰岛素绝对不足，导致高血糖症。在某些情况下，可能引发糖尿病酮症酸中毒。

胰岛素帮助细胞获得葡萄糖

胰岛素能"打开"细胞，让葡萄糖进入细胞，使细胞能够将其作为能量来源。当一个人患有糖尿病时，这个系统会出故障。

小肠

葡萄糖

胰腺

胰岛素

血管

能获得葡萄糖

胰岛素释放

图例
- 葡萄糖
- 胰岛素

碳水化合物在小肠中分解为葡萄糖，葡萄糖随后进入血液。

为了应对血糖水平的上升，胰腺分泌胰岛素。

风险因素

　　大约有8%的糖尿病患者患的是1型糖尿病，90%以上的患者患的是2型糖尿病。1型糖尿病可能有遗传风险。2型糖尿病则有很高的遗传风险，父母一方患有2型糖尿病，其子女大约有三分之一的概率罹患此病。亲缘关系越远，患病概率就越低。

　　种族也是影响因素：南亚人、中国人、非洲黑人和非裔加勒比人患2型糖尿病的概率比其他种族要高。

　　年龄也是重要因素。40岁以上的人患病风险更高。

　　肥胖也会增加2型糖尿病的发病风险，特别是大腹便便的人。

饮食与糖尿病

　　1型糖尿病是一种终身疾病，需要注射胰岛素并进行持续的医疗监测。饮食干预对控制病情有一定作用，但无法预防或逆转该病症。

高血糖症的症状

如果有以下症状，请咨询医生，并检查血糖水平：

- 极度口渴（多饮）
- 频繁排尿（多尿）
- 身体疲劳
- 体重下降和肌肉质量下降
- 生殖器念珠菌病[1]（频繁、轻微感染）
- 伤口愈合缓慢
- 视力模糊

　　2型糖尿病确诊人数正在以惊人的速度增长，这是一个正在发展的健康危机。在很大程度上，2型糖尿病是可以预防的。风险人群要清楚他们可以做很多事情避免患病（见第164～165页），这一点很重要。已确诊的2型糖尿病患者也可以靠同样的方法改善症状，甚至扭转病情。

2型
胰岛素抵抗
细胞对胰岛素反应减弱，葡萄糖无法充分进入细胞，导致高血糖症。

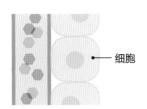

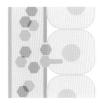

细胞

胰岛素及葡萄糖水平升高

适量胰岛素和葡萄糖进入血液，供身体细胞使用。

胰岛素"打开"细胞

胰岛素与细胞结合，像钥匙开锁一样"打开"细胞，让葡萄糖进入细胞。

葡萄糖进入细胞

葡萄糖进入细胞后，可为身体提供能量，或以糖原的形式储存起来（见第22页），供以后使用。

1.主要由白色念珠菌感染引起的一种真菌病。

饮食有助于预防或控制2型糖尿病吗？

是的！健康的饮食加上定期运动和体重管理，可以大大降低2型糖尿病的发病概率，还可以控制甚至扭转患者的病情。

———

如果你的血糖水平持续偏高，并出现高血糖症（见第162页），那么你患2型糖尿病的风险就很高。虽然不是每个高风险的人都会患上糖尿病，但很大概率会如此。

某些饮食方式有助于预防2型糖尿病，但仅靠饮食是不行的。如果你属于2型糖尿病高风险人群，就需要保持健康的生活方式。有遗传风险因素（见第163页）且久坐的人要比经常锻炼的人更容易患2型糖尿病。

同样的饮食方式也有助于逆转2型糖尿病，"逆转"指的是2型糖尿病患者胰岛素敏感性得到长期显著改善。那些无须服用糖尿病药物，糖化血红蛋白（HbA$_{1c}$）就能保持在42毫摩尔/摩尔（6%）以下的人就称得上逆转或治愈了糖尿病，或者说使病情得到缓解（这不等于完全消除糖尿病，因为不当的饮食和生活方式可能会使疾病复发，而且患者的胰腺也可能受到了永久性损伤）。

饮食措施

没有什么通用的饮食措施，但以前那种完全不吃糖且减少碳水化合物摄入量的做法已不再推荐。2型糖尿病患者或高风险人群应该享用所有种类的食物，遵循健康均衡的饮食方式，如地中海饮食（见第28～31页）。可以摄入大量膳食纤维（见第10～11页），并选择全谷物来稳定血糖水平。即使是很小的改变也能发挥作用，比如用吃水果代替喝果汁。

控制食量，避免暴饮暴食，对预防和控制2型糖尿病至关重要。正念饮食（见第198～199页）可以帮你关闭自动进食模式，并对自己的饮食模式更加了解。在伸手去拿食物之前，花点时间评估一下你的感受：这样做是出于习惯，还是无聊，还是渴了（而不是饿了）？问自己这类问题可以帮助你找出无益的习惯。

检测糖化血红蛋白

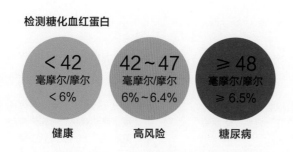

< 42 毫摩尔/摩尔 < 6%	42～47 毫摩尔/摩尔 6%～6.4%	≥ 48 毫摩尔/摩尔 ≥ 6.5%
健康	高风险	糖尿病

当身体不能正常代谢葡萄糖时（见第162～163页），血液中未代谢的葡萄糖会附着在红细胞上，红细胞的血红蛋白会被糖化，形成糖化血红蛋白。2011年世界卫生组织建议在条件具备的国家和地区采用糖化血红蛋白诊断糖尿病。糖化血红蛋白浓度高表明患有糖尿病或患病风险高，检测结果可以反应此前2～3个月的平均血糖水平。

膳食纤维

可以减缓消化速度，使葡萄糖缓慢稳定地释放。

全谷物

全谷物食品（见第37页）是膳食纤维的优质来源。

膳食纤维： 研究发现，增加膳食纤维的摄入量有助于改善2型糖尿病患者的胰岛素敏感性（见第164页）。

面包

在遵循低碳水饮食时，你仍旧可以享用面包，不过要坚持吃合理份量的全麦面包。

低碳水饮食

2型糖尿病是少数几种建议患者遵循低碳水饮食的疾病之一。研究认为，遵循低碳水饮食是扭转病情的一个有效途径。一项试验发现，将每日碳水化合物摄入量控制在50～130克有助于控制体重，2型糖尿病患者在接受测试的12个月中血糖水平和心血管病的发病风险也有所降低。

如果你患有2型糖尿病，并考虑采用低碳水饮食，请先咨询临床营养师，以确保饮食营养充足。从饮食中去除一种宏量营养素时，可能会带来危险的连锁反应（见第102～103页）。

例如，谷物等碳水化合物来源富含膳食纤维，膳食纤维有助于控制血糖水平并满足肠道菌群的需求（见第40～45页）。突然减少这类食物的摄入可能会引起便秘（见第147页）。低碳水饮食的最佳模式还需要继续探索，以求在维持正常血糖水平的同时增加膳食纤维摄入量。

如果你正在使用某些药物（包括胰岛素或格列齐特[1]），低碳水饮食可能会导致低血糖，在极少数情况下还会导致酮症酸中毒（见第162页）。请咨询医生，以防范风险并在必要时调整用药方案。

1.一种磺酰脲类口服抗糖尿病药。

每天摄入30克膳食纤维

有助于维持血糖稳定

膳食纤维食物来源：

全谷物
干豆类
水果
坚果
种子类
蔬菜

有食物会导致或预防癌症吗？

尽管你可能在网上看到过一些说法，但没有哪种食物或饮食模式会直接导致或治愈癌症，所以没有必要对饮食过度限制。虽然食物不是药品，但它们对我们的健康和幸福至关重要。

———————

在癌症治疗期间和治疗后，良好的营养支持有助于患者保持健康的体重以及肌肉质量和力量，并减轻治疗的副作用。癌症患者在调整饮食之前，应咨询医生或营养师，因为互联网上充斥着非专业人士的危险建议。

与癌症有关的"食物神话"

要警惕一些关于癌症的"食物神话"：

· **酸性食物**：你可能听过"避开酸性食物，只吃碱性食物可以治愈癌症"的说法。这种说法基于这样一种观念：我们吃的食物可能会改变我们血液的酸碱性。但从科学角度来看，这种说法是不正确的。我们的身体有严格的调控系统，血液的酸碱值（pH）由肺部和肾脏调节。吃酸性食物和患癌之间毫无联系。

营养补充剂是否有帮助？

大多数情况下，营养补充剂不如均衡膳食有效。

维生素D补充剂有益于免疫系统，特别是在阳光照射量不足的情况下。应根据饮食方式服用所需的补充剂，如素食者要补充维生素B_{12}以维护血细胞健康。食欲不振或出现腹泻、呕吐、难以进食时，可以通过营养液补充营养物质。一定要先咨询肿瘤科医生，因为一些补充剂可能会干扰癌症的治疗。

· **果蔬汁**：与碱性饮食相关的神话是，含碱性成分的果蔬汁可以清除体内的酸性物质，从而治疗癌症。实际上，这种"治疗"方法非常危险，可能会危及生命。在食物压榨过程中，一些对身体恢复和保持健康至关重要的基本营养物质（如蛋白质、膳食纤维、钙、有益脂肪等）会流失。

· **大豆**：因为大豆中的异黄酮有类似雌激素的特性，所以有些人害怕吃大豆，尤其是雌激素受体阳性的乳腺癌患者。然而，从化学角度来看，大豆异黄酮与人类雌激素并不完全相同。事实上，关于食用大豆食品和癌症关系的研究（虽然有限）表明，食用豆腐、丹贝、毛豆、豆浆或其他大豆食品可能对降低乳腺癌整体死亡率和预防乳腺癌有积极作用。

· **禁食**：一些动物研究发现，禁食可能会提升化疗效果。针对人体的研究已有一些，但不足以证明禁食可以作为治疗癌症的辅助手段。禁食会带来许多风险，患有糖尿病、既往有饮食失调、身体质量指数低的情况，或者过去一年中体重下降超过10%的人尤其要小心。这类人群可能需要更多能量来让身体得到恢复。

· **糖**：有一种观点认为，糖会"滋养"癌细胞。事实上，没有强有力的证据证明戒糖能预防癌症或阻止癌细胞生长。

揭穿"碱性饮食"神话

"碱性饮食"基于一个错误的观念，即血液的酸碱值会大幅波动，而我们的饮食会影响血液的酸碱值。实际上，身体会将血液的酸碱值保持在一个严格的范围内，这一调节机制与消化系统没有关系。

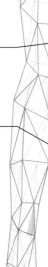

红细胞
血浆
白细胞

大脑通过调节呼吸的速度和深度控制二氧化碳的排出

身体通过**酸碱平衡系统**将血液pH值维持在7.35～7.45之间，呈弱碱性

肺部排出由血液输送来的二氧化碳，二氧化碳是新陈代谢过程中产生的酸性废物

胃液的pH值为0.9～1.5，因为胃蛋白酶需要在酸性环境中发挥作用，但这并不影响身体的酸碱平衡系统

尿液一般呈弱酸性，因为肾脏会排泄酸性物质，但这些酸性物质不会进入大脑、血液或肌肉

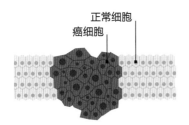

正常细胞
癌细胞

癌细胞创造了酸性环境。在酸性环境中，癌细胞生长速度会加快，但制造酸性物质的是癌细胞本身。

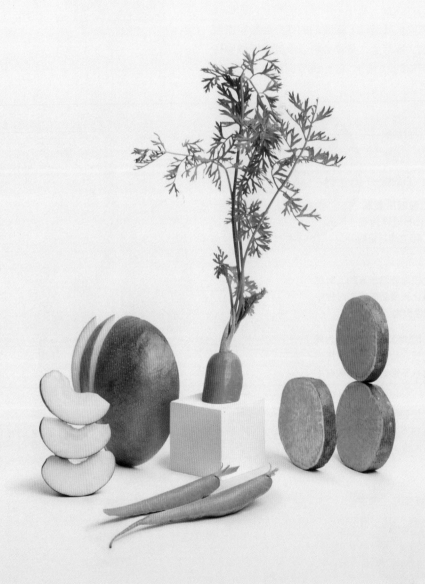

营养如何影响孩子的发育?

饮食可以提高生育能力吗？

合理的饮食可以提高生育能力。食物会影响精子和卵子的质量，并能调节激素水平，包括那些有利于怀孕的激素。但其他生活方式也很重要。

怀孕并没有听上去那么简单。影响生育能力的因素有很多，包括压力、运动量、睡眠质量等。除了合理的饮食，想要最大限度地提高生育能力，我们还需要呼吸大量新鲜空气，多多运动，好好休息。

如果你吸烟，请先戒烟！吸烟会降低生育能力。此外，要不喝或少喝含咖啡因的饮料（每天最多1杯），并避免饮酒。

运动之所以重要，不仅是因为它能提升身体活力，促进心理健康，还因为它有助于保持健康的体重，从而提高生育能力。

对女性来说，体重过高或过低都会影响生育能力。体重过高时，多余的脂肪会使雌激素水平增加，这会导致月经不规律和排卵障碍。体重过低时，身体可能会关闭生殖系统，为其他基本身体功能保存能量。

对男性来说，肥胖会影响精子的物理结构，从而导致生育能力下降。

饮食方式

多样化、均衡的饮食有助于提高生育能力。要牢记两个"量"：质量和数量。要关注食物的营养成分和摄入量，而不是能量的高低。

本人倡导遵循地中海饮食（女性要去除红酒）。研究表明，采用这种饮食方式的女性不孕不育的风险能降低66%。

女性应补充叶酸，并在冬季补充维生素D（如果阳光照射量不足，则全年都需要补充）。可以每天服用10微克维生素D补充剂。

男性可以在饮食中加入肉类、贝类、坚果和全谷物来提高精子质量。研究证明，摄入大量加工肉和红肉会降低精子质量。

某些营养物质会影响男性的生育能力。男性需要硒（巴西坚果、鱼、肉和蛋中含有硒）来制造健康的精子。缺锌可能使男性睾酮水平降低，所以通过饮食摄入足量的锌很重要。油性鱼类中的 $\omega-3$ 脂肪酸有助于前列腺素的生成，前列腺素对精子的产生起重要作用。

天然叶酸与合成叶酸

女性在备孕阶段和怀孕初期，通过饮食摄入天然叶酸并补充合成叶酸很重要。

天然叶酸（维生素B_9）可以提高卵子的质量和成熟度，帮助身体生成健康的血细胞，促进胚胎的大脑、头骨和脊髓的正常发育（避免神经管畸形，如脊柱裂[1]）。要确保饮食中含有丰富的叶酸，叶酸存在于西蓝花和菠菜等深绿色蔬菜以及许多豆类（如鹰嘴豆）中。合成叶酸为人工合成的叶酸。如果你计划怀孕，应提前三个月每天服用400毫克合成叶酸，并持续服用到怀孕的第12周。

1.一种先天性椎管（椎板）不闭合或者闭合不全的现象。

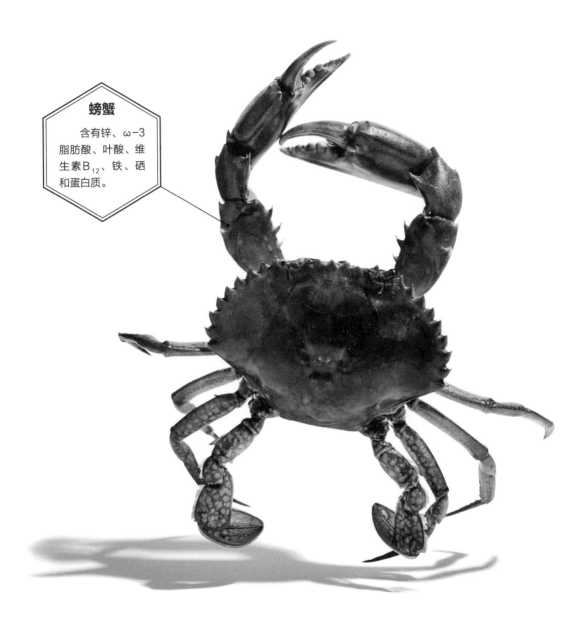

螃蟹

含有锌、ω-3脂肪酸、叶酸、维生素B$_{12}$、铁、硒和蛋白质。

螃蟹等海产品含有锌，对DNA的修复和功能维护至关重要，并能改善精子质量。缺锌可能会使男性睾酮水平降低。

为何孕期营养如此重要？

全球顶尖儿童健康专家一致认为，从受孕到孩子两岁生日的这段日子里给予孩子的照顾，对孩子未来的影响比其他任何时候都要深远，这其中就包括母亲的饮食情况。

————————

母亲从饮食中获取的营养和体内的营养储备是胎儿的营养来源。因此，女性要在备孕和怀孕期间摄入身体所需的各种营养素，这一点至关重要。

重要的孕期三阶段

在孕期三阶段（孕早期、孕中期、孕晚期），孕妇的饮食、体重波动、身心健康、所处的环境和生活习惯等都会对孩子未来的健康产生巨大影响。这些因素会影响胎儿的新陈代谢以及免疫系统和器官功能的发育，更不用说早产或新生儿低体重这些会对孩子未来的健康产生持久影响（直到成年）的情况了。在孕期的不同阶段，孕妇所需的营养素和能量也有所不同。

越来越多的研究认为，一些疾病（如糖尿病、高血压、中风）起源于胎儿时期，而产前营养对孩子以后是否容易患这些疾病（也包括其他疾病）有重要影响。

但是，怀孕是个艰难的过程：食欲不振、胃口大开、反胃、生病……凡是你想得到的情况，都可能发生。大多数孕妇在胎儿成长的40周里会经历某种食物挑战。好消息是，只要你避开某些危险的食物和饮料（见第174～177页），遵循健康的饮食和生活方式，并注意补充对胎儿发育（特别是他们的大脑，见下文和右图）至关重要的特殊营养素，通常就没有什么可担心的。

建造大脑

这些营养素都是经研究证实与胎儿的大脑发育有关联的关键营养素。在服用补充剂之前，请咨询医生。

胆碱

食物来源

蛋类 | 红肉 | 家禽 | 十字花科蔬菜 | 坚果 | 豆类

需要服用补充剂吗？

在孕晚期，补充两倍于推荐量的胆碱（930毫克/天）可以提高胎儿的发育速度，这对素食者来说尤其重要。

维生素D

食物来源

油性鱼类 | 蛋黄 | 肉类 | 内脏 | 维生素D强化食品 | 生长在阳光下的蘑菇

需要服用补充剂吗？

如果你很少或从不晒太阳，那么你需要每天补充10微克维生素D。怀孕期间缺乏维生素D会导致孩子以后患多动症的风险增加，也可能影响孩子的智商和语言能力。

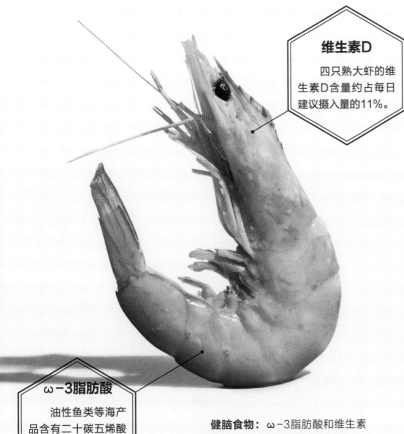

维生素D

四只熟大虾的维生素D含量约占每日建议摄入量的11%。

ω-3脂肪酸

油性鱼类等海产品含有二十碳五烯酸（EPA）和二十二碳六烯酸（DHA）。

健脑食物： ω-3脂肪酸和维生素D是有助于大脑发育的重要营养物质。海产品是这两种营养物质的主要食物来源。

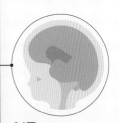

4周

怀孕第4周，胎儿的大脑约有10000个细胞

24周

到了第24周，胎儿的大脑约有100亿个细胞

图例

　孕早期
　孕中期
　孕晚期

大脑发育： 孩子的大脑在怀孕初期就开始生长，并以惊人的速度发育。胎儿从母亲的饮食中获得的营养为这令人难以置信的快速发育提供能量。

铁

食物来源

贝类 | 西蓝花 | 红肉 | 豆腐 | 坚果 | 豆类 | 果干

需要服用补充剂吗？

多达50%的孕妇缺铁，这可能会导致胎儿出现不可逆的神经问题。患有妊娠糖尿病的孕妇缺铁的风险更高。在孕晚期，铁的作用尤其重要。如果有缺铁的情况，可以考虑服用补充剂。

二十二碳六烯酸（DHA）

食物来源

鱼类 | 贝类 | 海藻

需要服用补充剂吗？

脂肪酸是胎儿大脑的组成成分，在孕晚期，胎儿对脂肪酸的需求会急剧增加。一些研究表明，在孕期补充二十二碳六烯酸（DHA）有助于提高孩子未来的记忆力、专注力和语言能力，并降低他们患神经系统疾病的风险。

孕期不能吃哪些食物？

怀孕对准妈妈来说是一段既让人兴奋也让人焦虑的旅程，网络上或是周围的人给出的孕妇应该吃什么和不应该吃什么的信息往往存在许多的矛盾。那么，什么食物是安全的？什么又是不安全的呢？

———

不建议孕妇食用生食或未煮熟的食物，这些食物可能含有害细菌，从而导致孕妇食物中毒。以下是目前英国膳食指南给出的信息。

预制食品

·**未煮熟的即食食品**：要按照即食食品的烹饪说明操作，并在食用前检查其是否熟透。尤其要注意含有家禽肉的即食食品。

·**未经清洗的包装沙拉**：把提前洗过、处理好的沙拉存放于冰箱中，并在保质期内吃完是可以的。如果沙拉长时间放置在室温下，细菌会迅速在其中生长，这样的沙拉最好不要吃了。

·**肉酱**：所有肉酱都不要吃，因为它们可能含有李斯特菌，这种细菌会引起李斯特菌病，伤害胎儿。

乳品和蛋类

·**未经巴氏消毒的乳品**：在英国出售的大多数奶类是经过了巴氏消毒（用适度加热的方法杀死有害细菌）的，可以安心饮用。要避免饮用未经巴氏消毒的（生）奶和其他乳品。如果你只能买到未经巴氏消毒的奶，请在饮用前将其煮沸。

·**生的或未煮熟的蛋**：尽量避免吃含有生蛋的食物，如自制蛋黄酱或慕斯，除非是用带有"英国狮子[1]"标志的蛋制作的，这种蛋可以生吃或不用完全煮熟，因为它们几乎不会含有沙门氏菌。不带有"英国狮子"标志的蛋应彻底煮熟后食用。

肉类

·**生肉或未煮熟的肉**：不要吃任何未煮熟的肉，特别是禽肉、猪肉，否则会有患弓形虫

哪些奶酪可以吃？

怀孕时可以吃一些奶酪，但不是所有的奶酪都能吃，因为有些奶酪含有未经消毒的乳品，容易滋生细菌。这里详细说明了哪些奶酪可以吃，哪些最好不要吃。

可以吃

硬质奶酪	经过巴氏消毒的软质奶酪	不带白色涂层（外皮）的硬质山羊奶酪。	加工过的涂抹奶酪。
如切达奶酪、斯提尔顿奶酪和帕尔玛奶酪。	如马苏里拉奶酪、菲达奶酪和里科塔奶酪。		

1.带有此标志的蛋都根据《英国狮子编码规范》要求生产，安全性有保障，并带有可追溯系统。

病的风险。弓形虫病是一种寄生虫病，对孕妇和孩子都有害。冷的预制肉（如火腿）是可以安全食用的。生的腌制肉类要做熟后食用。不要吃野味，野生动物身上可能携带病毒、寄生虫等。

水产品

· **部分鱼类**：每周食用的海鲈鱼、鲷鱼、多宝鱼、大比目鱼不宜超过两份，因为它们可能含有污染物。同时要限制金枪鱼、剑鱼、鲨鱼和马林鱼的摄入量，因为它们的汞含量较高。

· **生贝类**：煮熟的贝类是安全的，但生的贝类可能引起食物中毒。

维生素A

过量的维生素A对胎儿有害，有可能导致先天畸形，甚至流产。

要避免食用过多动物肝脏和肝脏制品，以及含有维生素A或鱼肝油的复合维生素片。可以食用维生素A含量较低的食物（如胡萝卜），尽量避免食用添加了维生素A的食品。

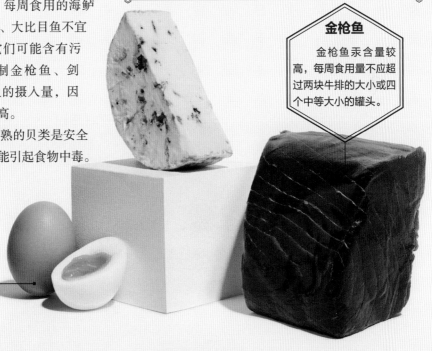

金枪鱼

金枪鱼汞含量较高，每周食用量不应超过两块牛排的大小或四个中等大小的罐头。

生蛋

最好不要吃生蛋，因为生蛋里可能含有沙门氏菌，会引起食物中毒。

没有煮熟不要吃

不要吃这类奶酪（除非把它们煮透），因为它们可能会引发李斯特菌病。

未经巴氏消毒的软质奶酪。

软质蓝纹奶酪
如丹麦蓝纹奶酪、戈贡佐拉奶酪和罗克福奶酪。

软质山羊奶酪。

霉菌成熟软质奶酪
有白色涂层，如布里奶酪、卡蒙贝尔奶酪。

这些奶酪含水量更高，细菌更容易滋长。

为何孕妇想吃的东西奇奇怪怪？

我们都听过孕妇想吃奇怪的东西或喜欢奇怪的食物搭配的说法。关于这个问题的研究很少，还有不少无稽之谈。

———

部分女性在怀孕期间很想吃不健康的东西，只有少数幸运儿会更想吃健康的水果和蔬菜，还有一些人则可能完全没有胃口。这种情况发生的原因尚不明确，但对食物的渴求可能是由激素变化、生理变化，甚至是情绪波动引起的。

潜在原因

部分女性在怀孕期间会经历恶心等不适和生病，身体饱受折磨。有时，吃东西反而成为一种应对措施，目的是帮助身体调节激素水平波动，度过难熬时刻。还有人说，孕妇"需要"某些维生素和矿物质，所以才渴望吃含有这些物质的食物。然而，如果只是想吃不太健康的食物，那

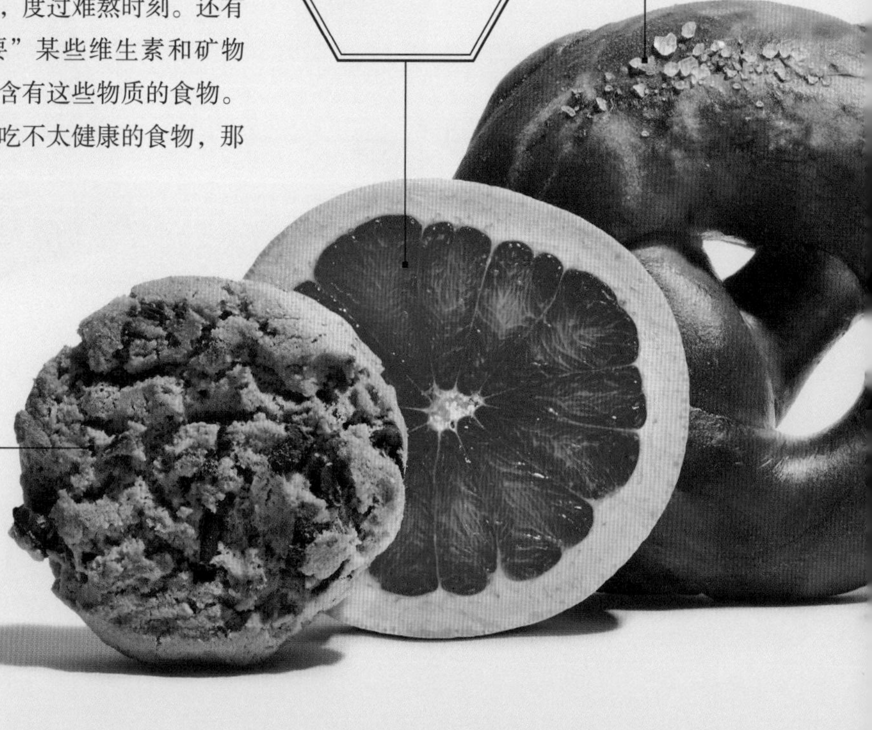

咸味食物

约33%的孕妇想吃咸味食物。

酸味食物

大约10%的孕妇想吃柑橘味和更酸的食物。

甜味食物

研究表明，约40%的孕妇渴望吃甜食。

可满足不了身体的营养诉求。按照这种说法，孕妇应该更想吃鱼类、西蓝花和全麦食品才对，而在英国，很多孕妇没有摄入足够的这类食物。

最佳做法

意识到身体发出的信号是好的，但不要总是屈服于对某些食物的渴求，这点也很重要，因为在怀孕期间，孕妇的饮食需要多样化，以满足胎儿所有的营养需求。

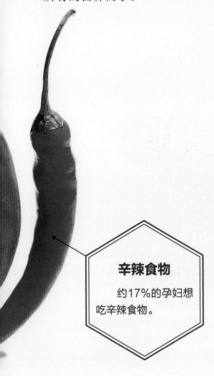

辛辣食物
约17%的孕妇想吃辛辣食物。

孕期应该喝什么？

在怀孕期间摄入充足的水分至关重要。孕妇每天需要补充7～10杯水，如果孕妇活动量大或者天气很热，则需要补充更多，同时，还要注意喝的是什么。

———————

尽量通过多种来源补充水分。牢记饮料方面的限制（如下），不要喝太多的含糖饮料，因为孩子的口味偏好可能会在胎儿时期形成（见第178～179页）。

限制咖啡因

英国食品标准局（FSA）警告，过多的咖啡因会导致流产或新生儿低体重。英国国家医疗服务体系（NHS）建议，孕妇每天饮用普通咖啡不应超过两杯，咖啡因摄入应少于200毫克。格拉斯哥大学的研究发现，英国牛津高街咖啡店所售咖啡的咖啡因含量从每杯50毫克到300毫克以上不等。巧克力、药物、绿茶中也含有咖啡因，所以孕妇很可能不知不觉就摄入超过建议量上限的咖啡因。在购物前要问清楚产品的咖啡因含量。如果不知道含量，最好不要买。大量饮用一些草本茶也不是百分百安全。

避免饮酒

怀孕期间完全不饮酒是最保险的，酒精会导致早产、流产或新生儿低体重，还会影响宝宝的发育和长期健康。专家尚未确定酒精的安全限额，但是孕妇大量饮酒可能会导致宝宝患上胎儿酒精综合征（FAS），这是一种严重的疾病，会使孩子以后在成长、学习和行为等方面出现问题。如果你感觉戒酒很难，请向医生寻求帮助。

食物偏好始于胎儿期吗？

关于宝宝在子宫内能获得的以及从母乳中能获得的营养方面的研究有很多，而且研究结果喜人。

研究发现，羊水使宝宝在子宫内就开始产生某些口味偏好，母乳也会影响宝宝的口味偏好，这些都会潜移默化地影响孩子一生的饮食习惯。研究不合理饮食对婴儿未来健康状况的影响会涉及道德问题，这是一个棘手的领域。羊水和母乳中最常被研究的味道是大蒜、胡萝卜、酒精、茴香和香草的味道。

大蒜

刺鼻的味道来自大蒜素，它在蒜瓣被碾碎时才会形成。

天生喜好

在受孕后16周左右，胎儿的味蕾上出现味孔，这使得他们能够识别基本味道。相比苦味羊水，胎儿会吞食更多的甜味羊水。对咸味和鲜味的嗜好也是与生俱来的。现有的数据表明，婴儿生来就喜欢那些有益营养素的味道（如甜味代表富含能量），不喜欢有害物质的味道（如苦味代表可能有毒素）。

习得偏好

我们大多数的食物偏好都是后天习得的，越来越多的研究表明，这种学习从出生前就已开始。21周大的胎儿在母亲吃过大蒜、胡萝卜等食物几小时后就可以察觉出这些食物复杂的味道，这可能使得宝宝

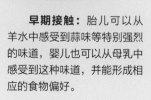

早期接触：胎儿可以从羊水中感受到蒜味等特别强烈的味道，婴儿也可以从母乳中感受到这种味道，并能形成相应的食物偏好。

日后在吃母乳和断奶期间对这些味道有偏好。例如，从羊水中或母亲的乳汁中尝过浓浓的胡萝卜味后，宝宝在断奶期间会更乐意吃胡萝卜。不健康饮食偏好的习得也是同样的道理。胎儿在子宫里接触到的不健康食物越多，他们在长大后对这些食物就越不敏感，例如，他们可能会吃更多的蛋糕、巧克力和薯片来激活大脑的奖励中心。

最佳做法

在孕期和哺乳期保持饮食多样化是有道理的，这样可以降低宝宝日后挑食的可能性。但是如果你做不到也不用担心，因为在断奶阶段你还有充足的机会去改善宝宝的饮食习惯（见第186~187页）。让婴儿接触各种新奇的食物会降低他们在之后的生活中对食物产生厌恶或恐惧情绪的可能性。

胎儿的味觉发育

对味道和风味的感知是食物偏好形成的核心。二者都是从孕早期随着胎儿味觉和嗅觉系统的变化开始发育的。

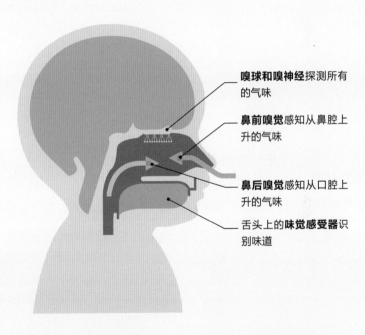

嗅球和嗅神经探测所有的气味

鼻前嗅觉感知从鼻腔上升的气味

鼻后嗅觉感知从口腔上升的气味

舌头上的**味觉感受器**识别味道

五种基本味觉	无数的气味	综合风味
味觉的形成是味觉系统（味觉感受器、味觉通路和大脑中的味觉皮质）被激活的结果，味觉系统能辨别的基本味道是甜、苦、酸、咸和鲜。	**无数不同的气味**刺激嗅球和鼻腔内的嗅神经，形成嗅觉。	**风味感知**因味觉和嗅觉系统的结合而产生。鼻腔感觉到的气味与口腔感觉到的味道相结合，就形成了对风味的感觉。

我的孩子会对食物过敏吗？

在英国，平均只有1%～2%的人有食物过敏的问题。然而，在三岁以下的儿童中，有6%～8%的儿童会对某些食物过敏。

———————

请注意，母亲有食物过敏的问题，并不代表孩子也会这样，但孩子对同种食物过敏的可能性确实更高。如果父母或哥哥姐姐有食物过敏、湿疹的问题或患有哮喘，那么孩子出现食物过敏的风险会更大。

怀孕期间

目前没有确凿的证据能证明在孕期忌口某些食物会减少孩子未来出现食物过敏问题的可能性，这一做法反而可能导致母亲或胎儿缺乏关键营养素。一些研究表明，孕妇服用适量

孕妇要服用益生菌吗？

一些研究表明，在怀孕期间服用益生菌补充剂可以减少婴儿发生食物过敏的风险。

不过此结论还需要进一步研究，而且目前还没有针对孕妇的益生菌选择指南，所以服用时一定要谨慎。

ω-3脂肪酸补充剂可能会降低孩子未来发生食物过敏的风险，但结论尚不确定。

婴儿期

虽然没有哪种食物或饮食方法可以消除过敏风险，但人们认为在婴儿出生后的前6个月采取纯母乳喂养可以降低过敏风险。有些过敏问题（如对蛋类和牛奶过敏）会随着孩子的成长而消失，但有些过敏问题（如对花生过敏）可能会伴随终身。如果有这方面的担忧，请在孩子开始断奶前咨询健康专家。

花生过敏

在英国，怀孕期间食用花生被认为是安全的。政府曾建议不要给三岁以下的儿童吃含有花生的食物，但最新的研究显示，没有明确的证据表明这种做法可以降低过敏风险，反倒可能增加风险。因此，没必要规避花生，除非已经知道孩子对其过敏。最好将花生磨碎，因为孩子直接吃整颗的花生会有窒息的风险。

"早期了解花生过敏"（LEAP）研究

在过去的10年中，花生过敏的病例有所上升，因此一项名为"早期了解花生过敏"的项目探究了儿童花生过敏的情况。研究招募了640名4～11个月大的患有湿疹和/或蛋类过敏（这种情况会增加花生过敏的风险）的婴儿。研究结果显示，吃花生的婴儿花生过敏的风险有所降低。

吃花生	不吃花生
食用花生的婴儿中，仅有	不食用花生的婴儿中，有
3.2%	**17.2%**
的婴儿后期出现了花生过敏	的婴儿后期出现了花生过敏

产后要调整营养方案吗？

产褥期是产妇身体恢复的时期。这一阶段护理的重点是保证她们获得合理的营养和悉心的照顾。

在睡眠不足的情况下，新晋妈妈不仅要满足喂养的需求，还要从分娩中恢复，这是很困难的。许多女性可能需要几个月的时间来适应。为了帮助身体恢复，补充营养，促进乳汁分泌（如果采取母乳喂养的话），新晋妈妈应该吃有营养的食物，以满足身体的营养需求。

产后营养

新晋妈妈应该规律进食，遵循健康均衡的饮食规则。要多吃水果、蔬菜，还要吃富含蛋白质的食物来帮助身体恢复，吃富含碳水化合物的食物来给身体提供能量，吃富含铁的食物来促进血细胞的生成（特别是有贫血问题或在分娩时大出血的新晋妈妈）。新晋妈妈平均每天需要摄入1800～2200千卡（约7524～9196千焦）能量，如果是母乳喂养，则需要再增加500千卡（约2090千焦）能量。

母乳喂养的营养需求

采取母乳喂养的妈妈应该限制酒精和咖啡因的摄入量，因为这些物质会进入母乳，影响

婴儿的消化、睡眠和成长。这段时间内，还应该注意以下营养成分的补充：

· **钙：** 每天需要额外补充550毫克钙，以促进乳汁分泌并补充钙质储备。可以在饮食中加入富含钙质的食物，如牛奶、奶酪、酸奶等。如果是素食者（见第110～125页），可以选择富含钙的素食。

· **锌：** 锌能促进免疫系统发育。用母乳喂养四个月以下的婴儿时，母亲每天需要额外补充6毫克锌；喂养四个月以上的婴儿时，母亲每天需要额外补充2.5毫克锌。可以选择牛肉、鱼类、豆类、豆腐、坚果和种子类等来补锌。

· **ω-3脂肪酸：** 有证据表明，吃富含ω-3脂肪酸的食物会使母亲分泌富含ω-3脂肪酸的乳汁，从而促进婴儿大脑发育。其食物来源有坚果、种子类和油性鱼类。

· **水：** 要喝更多的水。每个人的需求量会有所不同，欧洲食品安全局建议母乳喂养的母亲每天喝10～12杯水。

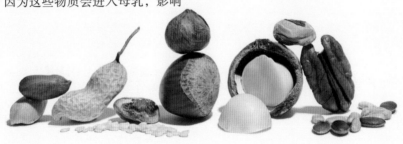

如何让孩子的营养赢在起点？

出生后，婴儿在成长发育的道路上会迎来大大小小的阶段性时刻，从第一天起就为他们提供合理的营养是至关重要的。

————

建议在婴儿出生后的前6个月采用纯母乳喂养，因为这个阶段的母乳中含有婴儿所需的所有营养物质。如果无法做到，则应用配方奶（模拟母乳的营养成分）代替。以何种方式喂养宝宝的选择权在你，认清这一点很重要。

母乳喂养

母乳喂养经济又方便，还能保证营养充足。母乳中含有各种蛋白质以及对婴儿发育至关重要的生长因子、抗体和激素等，这些都是婴儿配方奶粉难以复刻的。母乳喂养对婴儿肠道菌群的培养也很有利（见第132～133页）。采取母乳喂养时，母婴之间的互动还有助于婴儿感觉和情绪回路的发育，这对认知和社会情感的发展至关重要。研究还发现，母乳喂养会降低母亲患乳腺癌、卵巢癌、心血管病、骨质疏松症和肥胖症的风险。

何为初乳？

母亲产后一周内分泌的淡黄色乳汁即为初乳，它营养丰富，是婴儿获取营养的最佳起点。

初乳含有蛋白质、抗体、维生素A、维生

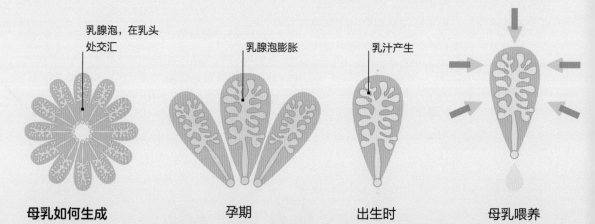

乳腺泡，在乳头处交汇

乳腺泡膨胀

乳汁产生

母乳如何生成

怀孕和分娩不同阶段的激素变化开启了母乳生成之路。

孕期

怀孕期间，雌激素和孕酮水平增加，刺激乳房中的乳腺泡细胞和乳腺导管发育。

出生时

在婴儿出生后，催乳素被释放，促使乳腺泡细胞产生乳汁。

母乳喂养

在婴儿吸吮乳头时，催产素被释放，促使乳腺泡细胞周围的肌肉将乳汁从乳头的乳腺导管中挤出，这一过程称为排乳反射。

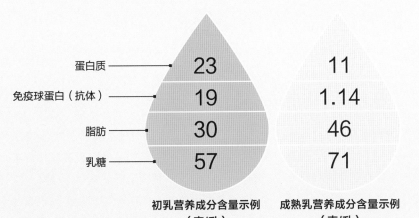

蛋白质	23	11
免疫球蛋白（抗体）	19	1.14
脂肪	30	46
乳糖	57	71

初乳营养成分含量示例（克/升）　成熟乳营养成分含量示例（克/升）

初乳和成熟乳的对比：浓稠的淡黄色初乳含有大量蛋白质和抗体。成熟乳含有大量的水、脂肪和乳糖。

素D和维生素B$_{12}$等，这些都是促进婴儿成长和免疫系统发育的重要营养物质。

　　大约14天后，母亲开始分泌成熟乳，与初乳相比，成熟乳的蛋白质和抗体浓度较低，但脂肪和乳糖含量较高（见上图）。

母乳的好处

　　除了提供蛋白质、乳糖、脂肪、维生素和矿物质等基本营养素外，母乳还有许多其他的健康益处。

　　重要的抗体通过母乳喂养由母亲传给孩子，这些抗体可以促进孩子免疫系统的发育，降低他们患病和发生婴儿猝死综合征（SIDS）的风险，还能降低他们成年后患肥胖症和心血管病的风险。

　　许多对孩子的身体功能、生长、食欲等非常重要的激素也是通过母乳输送给婴儿的。研究表明，母乳中含有不同的肠道细菌，这些细菌通过母乳转移到婴儿体内，进而帮他们建立健康的肠道菌群。

配方奶粉喂养

　　出于各种原因，你可能会放弃母乳喂养，但你完全不必为此感到内疚，这并不代表宝宝会缺营养。如今的配方奶粉已经能够提供婴儿所需的所有关键营养素。母乳喂养的婴儿一般从出生起就应该每天补充维生素D（每天8.5～10微克），而每天服用500毫升以上配方奶的婴儿则不需要额外补充了，因为配方奶粉强化了必需的维生素。

6个月时的变化

　　6个月时，婴儿体内储存的铁等营养物质大量减少，英国膳食指南建议应该在这个时候开始断奶并引入固体食物（见第184～185页）。英国卫生部还建议，从6个月到5岁，母乳喂养的婴儿要补充维生素A、维生素C和维生素D。配方奶喂养的婴儿不需要补充这些，除非他们每天喝的配方奶少于500毫升。

断奶的最佳策略是什么？

婴儿的第一次味觉体验可以帮助他们与食物建立良好的关系。一般来说，婴儿吃的第一种食物是水果泥。研究认为，让婴儿接触各种口味的食物有助于他们日后接受各种味道。

先引入水果泥的断奶方法并没有问题。婴儿天生喜欢甜食（见第186页）。作为一名营养学家，我建议把断奶的重点放在让宝宝尝试和接触大量食物上，这样可以帮助宝宝尽可能地习惯各种口味。如果你用咸味食物开始断奶，就能让宝宝在爱上甜味（他们更习惯这种味道，因为奶的味道是甜的）固体食物之前学会接受并享用咸味食物。以蔬菜为主的断奶方法绝不是唯一的办法，不过有科学研究证实这种方式可以让宝宝日后摄入更多的蔬菜。

研究表明，婴儿在6~12个月大时最有可能接受新的食物。这是将各类食物引入宝宝的饮食中的理想时机。这种营养输入可以促进他们的发育，让他们熟悉多种口味，还有助于他们日后建立良好的饮食习惯。

无论你选择哪种方法，反复接触都是至关重要的，所以要有耐心。宝宝可能要尝试十次以上才能接受一种食物。要坚持住。

要记住，宝宝也是要休息的。宝宝不会每天都想吃一样多的食物。发热、出牙、生病、疲惫都会影响食欲。

泥状食物还是手指食物[1]？

采用宝宝主导式断奶法的家长从一开始就绕开了泥状食物，直接给孩子吃手指食物，鼓励他们自主用餐（在他们能坐直并有协调能力之后）。

虽然在饮食中同时加入泥状食物和手指食物的做法在实践中得到了不同的反馈，但研究人员认为这种方法可以促进婴儿协调性和独立性的发展，让他们找到自己最爱的食物。有些家长错误地认为，在给孩子吃手指食物时给他们勺子会让孩子感到困惑，甚至导致窒息。

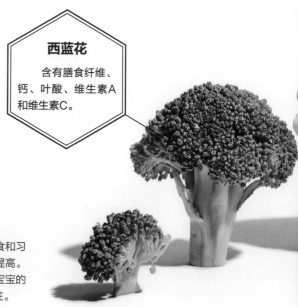

西蓝花

含有膳食纤维、钙、叶酸、维生素A和维生素C。

手指食物有助于宝宝学习自主进食和习惯新口感，还有助于他们协调能力的提高。西蓝花和花椰菜口感不错，可以刺激宝宝的口腔，而且它们的"树干"很容易握住。

1.有形状的固体食物，宝宝可以用手抓取进食。

手指食物必须足够柔软，以便婴儿能够用牙龈压住食物，减少窒息的风险。一定要去除食物粗糙的外皮和硬块。例如：把西葫芦做成手指食物时要去皮，除非皮非常柔软；用黄瓜做的话，就只选择中心有籽的部分。

制作泥状食物时，要先蒸后搅拌。一开始给宝宝的果泥应该是水状的，像牛奶一样，然后逐渐变得更黏稠、有更多固体。这个过程是从泥状到碎末再逐渐过渡到小块儿状的过程。

规律用餐

规律的日常生活可以让宝宝茁壮成长。每天尽量在固定的时间给宝宝喂食。你可以通过播放音乐来帮助宝宝与饮食建立积极的联系。舒适而规律的用餐会让宝宝安心，有助于宝宝顺利地接触新食物。

条件允许的话就与宝宝一同用餐。良好的

苦味

尽早引入有苦味的食物对宝宝的长期健康有好处。

研究表明，苦味蔬菜中的植物营养素可能有助于预防心脏病和癌症。尝试引入更多苦味蔬菜，如西蓝花、抱子甘蓝，可以把它们与花椰菜等味道不十分强烈的蔬菜搭配在一起，鼓励宝宝接受并享受它们的味道和口感。

榜样可以鼓励宝宝多吃并尝试新的食物。他们甚至会观察大人咀嚼和吞咽的动作，并从中学到很多东西。

请记住，要保持冷静，不要被宝宝的面部表情吓住。回想一下你第一次吃某种食物的情形，你也是有反应的。这就是断奶的神奇之处！

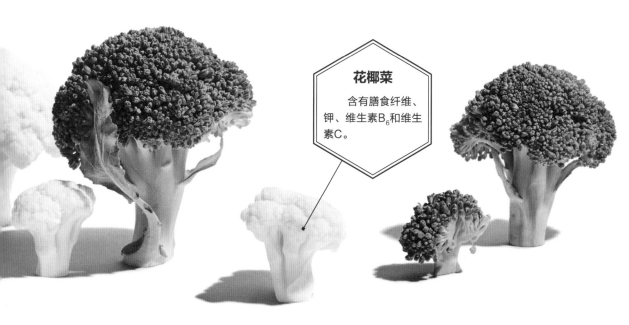

花椰菜

含有膳食纤维、钾、维生素B$_6$和维生素C。

如何让孩子不挑食？

儿童与食物的关系很重要。儿童挑食可能会表现为蔬菜水果吃得较少或者蛋白质摄入较少。研究认为，在三岁时不好好吃饭的儿童，成年后更有可能挑食。

————————

"挑食"涵盖了多种行为，包括完全不吃一种或多种食物、食物摄入种类有限、食物偏好频繁改变等。挑食的原因很难确定。研究发现，一些儿童天生就有挑食倾向，就像有的儿童更容易害羞一样。许多研究认为，儿童会对父母与食物的关系做出反应，这使得父母有能力影响孩子的饮食。

什么可以做

参考第184～185页的断奶建议，尽早帮助孩子建立良好的饮食习惯。尽可能多与孩子一起用餐，让孩子与家人吃同样的食物（不放盐）。孩子尝试并享受新食物的最佳方式就是模仿父母。给孩子小份的食物，哪怕他们只吃了一点点，也要给他们大大的表扬。如果他们拒绝某种食物，不要强迫他们吃，把食物拿走就好，什么都别说，下次再试一试。改变食物的呈现形式可能会让食物更有吸引力。例如，孩子可能不想吃煮熟的胡萝卜，但会喜欢吃生的胡萝卜碎末。

孩子可能吃得很慢，要有耐心。要让用餐变成愉快的事，而不仅仅是吃东西。家长们可以坐下来聊一聊其他事情，让孩子可以按照自己的节奏吃完盘中餐。

不要给孩子太多零食，一天吃两次健康零食就足够了。也不要等孩子很饿或很累时才让孩子吃饭。

如果父母认识吃饭好的孩子，就请他们来家里吃饭，给自己的孩子树立榜样，但不要公然将他们与自己的孩子进行比较。如果孩子生活中有崇拜的大人，也可以多请他们来家里吃饭。比如，有时孩子在祖父母面前吃饭时就不会挑三拣四。

什么不该做

如果孩子表现出挑食行为，不要有过激的反应。即使他们的行为相当令人懊恼，也要尽

天生爱甜食

婴幼儿偏爱甜味食物可能是因为甜味能缓解疼痛和压力。

在研究中，3～4个月大的婴儿在吃了甜食后会立即平静下来，并对陌生人更信任。我们天生有享受甜食的习惯。甜食会触发大脑中"感觉良好"的奖励中心，并提供充足的能量。随着年龄的增长，我们的"感觉良好"受体的运作不再那么高效，我们便不再那么喜欢甜食。对孩子来说，早期养成良好的饮食习惯非常重要。最好是等孩子已经习惯饮食中的咸味食物之后（见第184页），再给孩子适量的甜食。要避免给两岁以下的儿童吃游离糖（见第56页）。

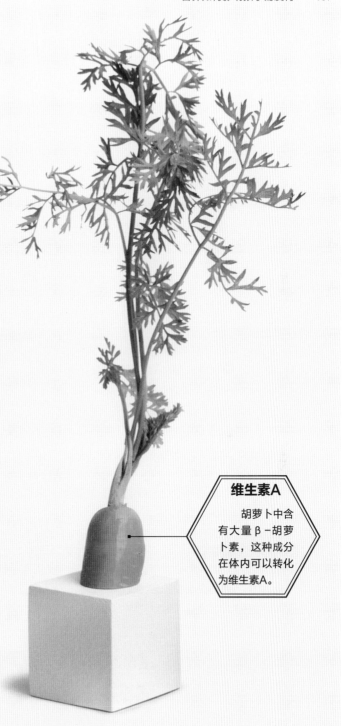

量保持冷静。每当孩子好好吃饭时，要尽可能地口头表扬他们。

不要一次性给孩子太多饭菜。每次只给一小份即可，如果孩子还需要，可以再加第二份。

不要让孩子单独吃饭。如果家长不能和孩子一起吃饭，就在他们吃饭时陪着他们。

不要用食物作为奖励。这样可能会让孩子认为某些食物好吃，某些食物不好吃，从而导致他们与食物建立不健康的关系。可以将带他们去公园游玩或者和他们一起玩游戏作为奖励。

孩子可能会一直不吃某些食物，或者只是偶尔吃一下，对此父母要有耐心，要有打持久战的心理准备。相反，对于一些高度加工食品（如薯片），孩子可能会觉得很可口、很乐意吃，但从长远来看，给孩子吃这样的食物可能会让孩子形成不太健康的食物偏好，而这将成为一个难以改掉的习惯。

维生素A

胡萝卜中含有大量 β‐胡萝卜素，这种成分在体内可以转化为维生素A。

味道温和的胡萝卜是帮助6个月大的婴儿过渡到吃固体食物的一种流行选择，但不要害怕用味道更浓烈的蔬菜来帮宝宝丰富味觉感受。

如何让幼儿期的孩子吃好？

幼儿期的孩子对待食物阴晴不定的态度人尽皆知，这实属正常。你需要帮助和鼓励孩子做出正确的营养选择，这会影响孩子的成长、发育和日后的健康状况。

———————

从一岁到三岁，处于幼儿期的孩子将学会用手和餐具吃饭，并把控他们成长和探索世界所需的能量摄入。有些孩子会比其他孩子吃得多。出牙、生病、活动量低和睡眠不足都会影响食欲。

养成良好的习惯

良好的家庭饮食环境是催生良好饮食行为的关键。可以让孩子参与烹饪，这样他们就能亲眼见证一道菜是如何做出来的。在和孩子一起烹饪的过程中可以唱唱歌，还可以发挥创意，为烹饪增添更多乐趣。

要让孩子接触各种各样的食物。添加新食物时，不要失败一次就放弃，孩子可能需要尝试5~15次才能接受一种新食物。父母在用餐前和用餐期间要给孩子做好榜样，吃各种各样的食物，保持健康的饮食习惯。父母越是给孩子施加压力，孩子就越不愿意吃饭或尝试新食物。不要用食物作为奖励，从长远来看，这样只会增加孩子建立健康的饮食习惯的难度。比如，不要说"如果你把碗里的蔬菜吃了，就可以吃甜点"。也不要告诉孩子其他地方的人都吃不上这些，从而让孩子感到内疚。

要确保家里放满健康食品。例如，可以做花椰菜奶酪意面，在面中加入花椰菜的茎叶，以及西蓝花、豌豆和胡萝卜。可以多准备一些这样的食材冷冻起来，供接下来的几周食用。

营养需求快速指南

———————

幼儿需要由四大类食物组成的三餐和零食，而且营养要均衡，份量要适当。大多数幼儿没有必要进行低热量或低脂饮食，因为这个年龄段的孩子需要大量的能量来满足成长和身体活动的需要。

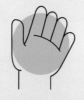

5份以上

水果和蔬菜

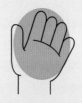

5份

淀粉类碳水化合物

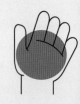

3份

乳品或乳品替代品

乳品

摄入量

每天至少350毫升牛奶或2份乳制品（如奶酪、酸奶、鲜乳酪）。

什么时候开始？

世卫组织建议母乳喂养至2岁，但孩子1岁后便可食用牛奶或其他替代品。

素食宝宝

检查乳品替代品是否经过强化，其他食物中是否包含了孩子所需的营养素。要避免让孩子饮用米奶，因为对孩子来说其砷含量过高。

盐

摄入量

1~3岁儿童每天的盐摄入量不应超过2克（0.8克钠）。

能否添加？

除非医生建议添加，否则不要在孩子的饮食中添加盐。

糖

摄入量

要避免给孩子食用添加糖。（2岁以上的孩子可以偶尔食用。）

甜点

可以用甜点增加营养，不过要用水果和酸奶或不太甜的东西来当甜点。

饮料

水和奶是最佳饮品，因为它们不含添加糖。2岁以上的孩子刷完牙后不应再喝奶。

零食

不要让孩子吃过多果干，因为它们会粘在牙齿上，导致龋齿。

脂肪和蛋白质

摄入量

2岁之前，孩子需要从脂肪中获取大量能量。2岁之后，如确有需要，可以给孩子提供低脂饮食。

饱和脂肪

将饱和脂肪限制在每日摄入的总能量的10%以下。用蒸、烤取代煎、炸可以减少饱和脂肪摄入量。

蛋白质

可以用豆类代替加工肉类和脂肪含量高的肉类，但要注意，高纤维食物可能会很快地填饱孩子的小肚子。

2份以上

蛋白质
（素食者3份）

<1份

（少量）

脂肪

该给孩子服用营养补充剂吗？

英国政府建议，6个月至5岁的儿童如果每天饮用配方奶不足500毫升，就应该每天服用维生素A、维生素C和维生素D补充剂。

然而，最近有报道称，越来越多的儿童从饮食中获得了足量的维生素。除了维生素D之外，如果孩子饮食均衡，吃的食物种类多、色彩丰富，他们通常能获得足够的维生素。如果不放心，可以咨询儿科营养师。

让孩子遵循植物性饮食时需要注意什么？

在过去的20年里，时代发生了巨大变化，植物性饮食渐渐流行，那么，这种饮食方式对孩子意味着什么呢？植物性饮食能提供孩子所需的所有营养吗？

———————————————

简单回答就是"可以"，不过需要仔细斟酌，如果选择的是纯素食，则可能需要营养补充剂的辅助。

素食者的营养素密度

素食饮食的食物摄入量大且膳食纤维含量高，这会使孩子还未摄入足够的能量肚子就已经饱了。为了防止这种情况出现，应在饮食中加入能量高、营养丰富的食物，如油梨、植物油、种子类、坚果酱或磨碎的坚果（不要给5岁以下的孩子吃整粒的坚果，否则会有引发窒息的危险）、豆腐、干豆类和豆类蔬菜。

蛋白质的需求

如果孩子每餐都能吃到各种含蛋白质的食物，那么他对蛋白质的需求就很容易得到满足。从非乳制品酸奶到豌豆、小扁豆等豆类，再到藜麦、荞麦这样的谷物，再到豆腐等豆制品等，素食者和植物性饮食者有诸多选择。除了所有人都应该摄入的9种必需氨基酸，还有一些氨基酸对儿童来说是条件必需氨基酸，这类氨基酸有组氨酸（婴儿的必需氨基酸）、精氨酸、半胱氨酸、酪氨酸、谷氨酰胺等。只要每天给孩子提供不同的蛋白质来源，包括全麦食品和蔬菜，那他们获得足够的必需和条件必需氨基酸就不成问题。

维生素和矿物质

如果有医生或注册营养师的推荐，你可以考虑给孩子服用液体滴剂等膳食补充剂：

· **铁**：建议从4~6个月开始补充，纯母乳喂养的孩子每天应补充1毫克/千克体重。

· **维生素D**：建议从孩子出生起每天补充8.5~10毫克维生素D，除非孩子每天喝500毫升以上配方奶（配方奶中强化了维生素D）。

· **碘**：母乳和配方奶粉可以满足孩子对碘的需求。此外，服用补充剂或在饮食中加入碘强化食品是明智之举，因为植物性食物中碘的含量很少。

· **维生素B_{12}**：植物性食物不含优质的维生素B_{12}，而维生素B_{12}对神经系统健康、新陈代谢和红细胞生成至关重要。只有母亲摄入足量的维生素B_{12}，母乳中才会含有足量的维生素B_{12}。配方奶粉需经过强化后才会含有足够的维生素B_{12}。

· **胆碱**：对孩子的大脑发育很重要，主要食物来源有蛋类、豆类、十字花科蔬菜等。

· **二十二碳六烯酸（DHA）**：对大脑发育至关重要，但是海草、藻类、蛋类和营养强化食品难以提供足量的DHA，所以哺乳期母亲可以适当服用补充剂，以满足孩子的营养需求。

· **钙**：纯素饮食的钙含量不足。要争取多食用各种营养强化植物性食物，如含钙豆腐以及强化钙的大豆酸奶。

油梨泥

油梨热量高、营养丰富，是健康脂肪和必需氨基酸的来源。

鹰嘴豆泥

鹰嘴豆泥含有钙和精氨酸，这两种成分在纯素饮食中含量不足。

坚果酱

坚果酱是条件必需氨基酸、能量和健康脂肪的优质来源。

强化食物

如果只给宝宝吃素食，宝宝可能会缺乏一些营养物质。在许多情况下，服用补充剂是最好的选择，也可以通过在饮食中加入某些营养丰富的植物性食品（如鹰嘴豆泥和坚果酱）来满足这些营养需求。

部分氨基酸的食物来源

精氨酸	组氨酸	半胱氨酸	酪氨酸	谷氨酰胺
南瓜子	豆腐	葵花子	牛奶	大豆
大豆	南瓜子	小扁豆	小扁豆	紫甘蓝
花生	全麦	燕麦	南瓜子	坚果
鹰嘴豆	意大利面	胡萝卜	野生稻	
扁豆	菜豆			

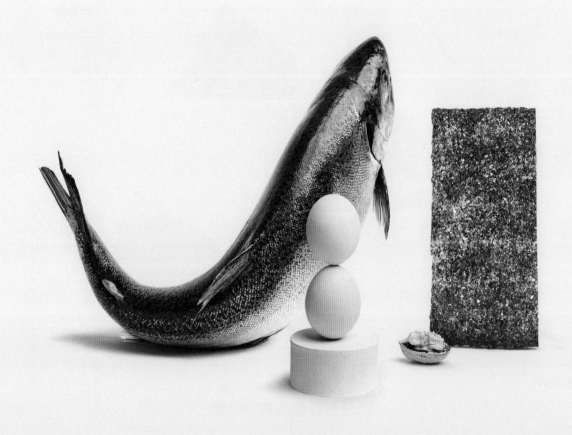

饮食有助于精神健康吗？

我吃的食物会影响情绪吗？

合适的饮食可以大大地改善你的情绪，提升你的幸福感。改善饮食可以让人的情绪更积极，思维更清晰，精力更充沛，心态更平和。

研究表明，食物能影响大脑中的神经元。肠道中产生的短链脂肪酸具有抗炎特性，而保持肠道菌群的多样性有助于这些脂肪酸的产生（见第43~45页）。高盐、高饱和脂肪和高糖的不合理饮食会使神经元受损，大脑中的海马体体积变小，这可能会导致我们情绪低落，记忆力和学习能力变差，患抑郁症的风险升高。试验表明，遵循地中海饮食（见第28~31页）在某些情况下有助于预防抑郁症，还可以作为一种治疗抑郁症的手段，且比传统的治疗手段更有用。为了保护大脑，我们还应该多吃一些含多酚的食物，蓝莓等深色浆果中就含有多酚。

饮食与"快乐激素"

5-羟色胺是一种神经递质，有助于信息在大脑中的传递，还可以影响心理状态。它有稳定情绪的作用，是我们的"快乐激素"。肠道细菌制造的5-羟色胺约占

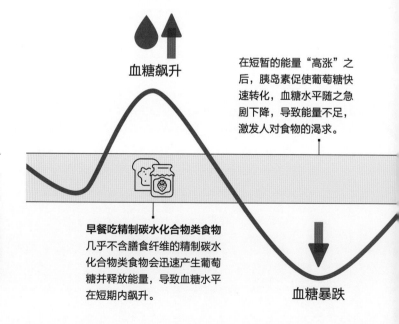

血糖飙升

在短暂的能量"高涨"之后，胰岛素促使葡萄糖快速转化，血糖水平随之急剧下降，导致能量不足，激发人对食物的渴求。

血糖波动

当你摄入大量精制碳水化合物类食物时，胰腺接收到血糖水平飙升的信号，会迅速释放胰岛素加快葡萄糖的转化。这会导致血糖水平骤降，从而让你感到疲惫、烦躁，甚至是抑郁、焦虑和紧张。

早餐吃精制碳水化合物类食物
几乎不含膳食纤维的精制碳水化合物类食物会迅速产生葡萄糖并释放能量，导致血糖水平在短期内飙升。

血糖暴跌

人体供应量的95%。我们的肠-脑轴（见第41页）和肠道细菌之间的相互作用能帮助身体顺利执行许多基本功能，这不仅体现在消化上，还体现在免疫应答（见第132～133页），甚至是心理健康上。

据说，5-羟色胺水平低的人吃糖后情绪会变好，不过这显然不是改善情绪最健康的方式，而且常常会导致暴饮暴食。可以通过摄入大量优质碳水化合物和含有色氨酸的蛋白质类食物（如奶类或金枪鱼）来促进5-羟色胺的生成。研究还没有完全确定这种饮食调整是否真的可以改善情绪，但是碳水化合物摄入不足（例如高蛋白/高脂肪饮食）确实会导致情绪低落。

能量与情绪

饮食会影响血糖水平的变化，从而在很大程度上影响情绪与注意力。在摄入供能型碳水化合物之后，身体会将其消化，转化为葡萄糖（糖分）并输送至血液。胰腺随后释放胰岛素，帮助细胞利用葡萄糖为身体提供能量。

血糖水平取决于你所吃的碳水化合物来源的类型。"不当"的类型（如精制碳水化合物类食物和添加糖）会让血糖犹如坐上了过山车，释放的能量先迅速飙升，然后快速下落，这会使你感到精力不足、注意力不集中，并想要食用更多能量密集型食物。看到这，你可能会想伸手拿点儿饼干，为身体加点儿糖，补充能量。而摄入正确类型的碳水化合物来源，如蔬菜、水果和全谷物，可以让血糖远离"过山车"，让你感觉更快乐，注意力更集中，精力更充沛（见下文）。

血糖飙升

要让血糖不再坐过山车，需要使血糖水平在较小的范围内缓慢波动。

上午的零食
吃含糖量较高的精制碳水化合物类零食（如蛋糕、饼干）来补充能量，只不过是重蹈覆辙。

血糖暴跌

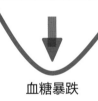

健康午餐
含有缓释碳水化合物和膳食纤维的食物，如全谷物、蔬菜和扁豆，需要更长的时间来消化，它们会缓慢释放能量，不会引起血糖水平的大幅波动。

直觉饮食法有用吗？

直觉饮食法可以帮助你重拾与体内信号的联系，倾听身体的声音，它也可以促使你关注身体的需求而不是体重。

———————

许多人认为直觉饮食法（IE）是一种极端方法（很像节食），但它其实是一种非节食法，可以帮助人们从长期节食中恢复过来。直觉饮食法鼓励你抛弃饮食规则，尊重身体，重新享受食物。

选择巧克力

在长期节食的过程中，人们对食物的选择往往掺杂着快乐和内疚。你会选择你认为自己应该吃的食物，然而，这经常会适得其反。比如，你喜欢吃巧克力，但认为它"不健康"，所以选择了低能量的零食。吃完后，你感到不满足，于是又去寻找其他食物……这样的过程会循环往复。如果你听从了自己身体的声音，吃了巧克力，你便会得到满足，就不需要吃其他东西了。

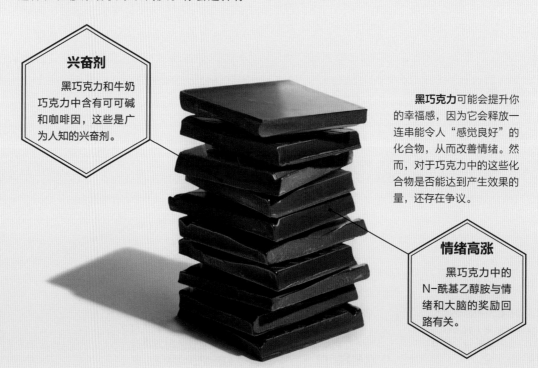

兴奋剂

黑巧克力和牛奶巧克力中含有可可碱和咖啡因，这些是广为人知的兴奋剂。

黑巧克力可能会提升你的幸福感，因为它会释放一连串能令人"感觉良好"的化合物，从而改善情绪。然而，对于巧克力中的这些化合物是否能达到产生效果的量，还存在争议。

情绪高涨

黑巧克力中的N-酰基乙醇胺与情绪和大脑的奖励回路有关。

直觉饮食法由十大原则组成

1.
摒弃节食的心态
纠正你那受到了媒体等外界因素影响的饮食规则。如果你曾饮食失调，需要花时间慢慢改善。

2.
尊重饥饿感
饥饿"无罪"。感到饥饿意味着身体信号在起作用，但节食时我们常常会无视这些信号。饥饿的信号有头晕目眩、烦躁或精力不足。

3.
与食物和平相处
允许自己吃东西。这并不意味着大吃不健康的食物：当你对所有食物敞开大门时，"禁忌食物"就失去了魅力，你就会找到平衡。

4.
挑战"食物警察"[1]
抛开根据能量含量或"健康"程度来选择食物的想法。要围绕食物进行更理性的思考。

5.
尊重饱腹感
饱腹感和饱足感是有区别的。在吃东西时确认一下，是满足了还是吃饱了？在这一点上正念饮食（见第198～199页）可能会有帮助。

6.
发现满足因素
为了减少进食并提升满足感，要选择自己真正想吃的美味食物。可以从每周优先安排几顿能让自己开心的饮食开始。

7.
将情绪从食物中抽离
当饮食成为唯一的放松方式时就会出问题。试着寻找其他方式来安抚自己，比如洗澡、看书、散步。

8.
接受身体的多样性
我们的体形生而不同，不应该为了与基因对抗而牺牲健康。如果你因体形问题而备受煎熬，可以考虑做心理咨询。

9.
感受不同运动的差异
运动有益于身心健康，而且会让人感觉良好。探索各种能让自己精力充沛的运动形式，并抛开运动跟踪设备。

10.
谨慎对待营养问题
一定要先探究自己与食物的关系，再考虑营养的基本点。为健康和享受而吃东西是很重要的。

1.脑海中因节食或节食文化而产生羞愧感的不合理饮食规则。

正念饮食有用吗？

很多时候，当我们事情较多时，吃饭便成了一件需要快速完成的事。但是，如果我们花时间培养一种有意识的饮食方式，我们与食物的关系就会大大改善。

————————

我们应该在进食或饮水时保持专注。但很可惜，我们中的许多人没有这样做，相反，我们会边吃东西边打电话或边吃东西边工作，以致忽视了食物的味道和数量。正念饮食会使我们将全部注意力转移到进食时产生的感觉、想法和情绪上，并且不做批评或判断。我们会注意到食物的颜色、形状、味道、质地，甚至我们咀嚼它们时发出的声音。加入更多思考的慢速饮食有助于解决体重问题和食物选择不合理的问题。一场关于正念饮食的运动已经拉开序幕。

我在正念进食吗？

你每天在食物方面做的决定在你的掌控之中吗？比如，在看电影时，你是否意识到自己吃了多少爆米花，还是说你被电影分散了注意力，乃至吃光了整桶爆米花都还没注意到它的味道？你需要了解自己的饮食方式，只有这样，你才能重建与食物的关系。我们拥有味蕾是有原因的，饱腹感是一种自然的感觉，所以要允许自己享受食物。这是正念进食的第一步。

做出改变

正念饮食的关键是认识到我们在某些时候会有无意识饮食的习惯。看看旁边的清单，找出你有的习惯，并制订策略来改变这些习惯。要关注你吃的食物、进食时间和进食方式，尽可能多花时间欣赏食物，享受吃东西的过程。

不控制份量
我们在饿的时候很容易吃得过量。可以尝试在做饭前称量食材，保证合理的饮食份量。

夜间开小灶
该吃饭时就吃饭，白天要吃饱，以避免夜间饿得找东西吃。

边吃边用电子产品
吃饭时看电视或玩手机会分散你对食物的注意力。吃饭时，试着把手机放在另一个房间，并关掉电视。

情绪化进食
大多数人偶尔会在生气、无聊、疲惫或压力大时吃点东西，这没什么问题，但如果你经常这样做，就需要寻找其他方法来调节情绪，比如做运动、洗澡或写日记。

挑食

整天无节制地吃精制碳水化合物类零食可能会导致血糖水平飙升，然后是骤降（见第194~195页）。试着多吃含复杂碳水化合物的食物，以减缓能量释放。

在沙发上吃饭

沙发是休息和放松的地方，但不是进食的理想场所。坐在餐桌前吃饭会促使你保持更好的进食姿势，并更加关注食物。

赶时间时边走边吃

当你四处奔波时，吃饭便成了可以将就的事，而不是头等大事。停下来吧，哪怕只花五分钟慢慢品味食物。

办公桌上有什么吃的就吃什么

有时候，方便就是硬道理，但要尽量刻意选择你想吃的食物，并远离工作和其他干扰，尽情享受食物。

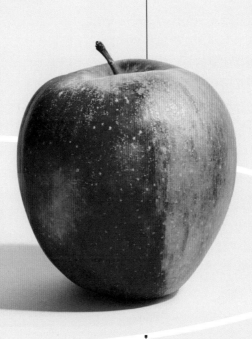

需要防范的无意识饮食习惯

问问自己，这些无意识饮食习惯出现的频率如何，你是否可以改变这些习惯。你可能无法一下子改掉所有习惯，但能够意识到就意味着你会做出改变。

食"包"一族

加工和包装食品中含有各种我们不清楚的成分，其中有许多成分是不健康的。尽量自己准备食材，自己做饭，这样你就能知道食物里有什么。

周末大吃大喝

工作日的好状态到周末就没有了。要允许自己随时自由地进食，而不是在工作日克制，在周末狂吃。

囫囵吞食

不咀嚼就囫囵吞下食物会增加身体消化食物的难度，也会让你无法获得满足感，并可能过量进食。尽量留出足够的时间来享受正餐或零食，记得慢点儿吃。

不吃早餐

如果你赶时间或想减少食物摄入量，这似乎是个速成法。但一顿健康的早餐可以为你上午的工作平稳地提供能量，防止你在午餐时过量进食。

如何停止暴饮暴食？

暴饮暴食常被解释为在不饿的时候吃东西，或者为了暂时把注意力从痛苦的事情上转移开而过度饮食。但是食物与情绪之间的关系不仅仅局限在那些特定的时刻。

————————

情绪化饮食通常是对能力不足的一种补偿。对一些人来说，这种模式会成为一种强迫症。需要注意的是，暴饮暴食是一种严重的精神疾病，患者会感觉自己失去了控制，陷入痛苦的深渊。暴饮暴食会让人意识不到他们在这期间所做的事，他们甚至会忘记自己吃过什么。

我在暴饮暴食吗？

在某种程度上，我们每个人都会有情绪化进食。压力、无聊、焦虑或睡眠不足会让我们想吃（或不吃）更多不同的食物。当我们的饮食方式被情绪支配时，问题就会出现。如果是因为痛苦或遇到困难而暴饮暴食，我们可能会陷入暴食-限制循环（见右图）。暴饮暴食带来的内疚感，甚至是羞愧，会导致暴食者限制食物摄入量作为补偿。限制又会引发他们对食物的痴迷，于是循环又开始了。如果你能花时间想想怎样应对情绪问题，就可能直击要害，并摆脱暴食-限制循环。

如果你认为自己患有任何形式的进食障碍，应尽早寻求专业帮助。可以看医生，也可以向营养师寻求一对一帮助。

如何打破循环

暴食-限制循环可能发生在任何人身上。如果发现自己身陷此循环，请注意以下几点：

1 自我价值

准备好在自己身上下功夫
分析自己的期望和价值观，学会提升自我价值和自尊。如有必要，可寻求专业人士的帮助。

2 饮食日记

努力写好饮食情绪日记
每天吃三顿营养均衡的正餐和两三次零食，这样足以维持健康的体重。在减肥之前，你得先从暴食-限制循环中走出来。记录食物带给你的感受吧（见第88~89页）。

3 感受

理解自己的感受
你的饮食风格是什么，有很多规则吗？你有内疚或悲伤的感觉吗？如果你打破了其中一个规则，你有什么感受，你会如何应对呢？

暴食-限制循环

限制不健康的食物的摄入量看上去是正确的，但这可能会引发暴饮暴食。

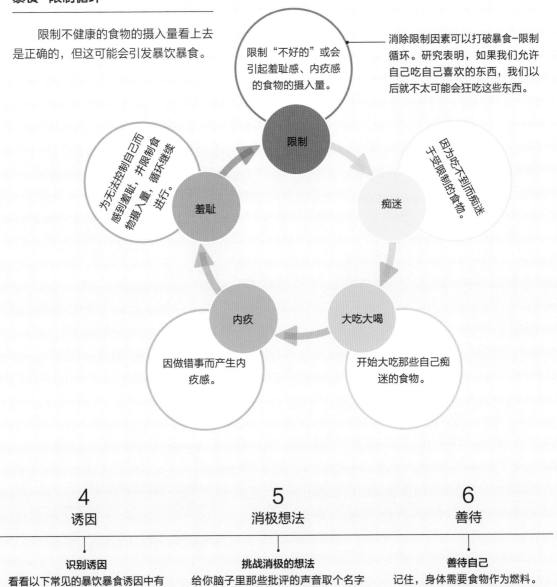

消除限制因素可以打破暴食-限制循环。研究表明，如果我们允许自己吃自己喜欢的东西，我们以后就不太可能会狂吃这些东西。

限制"不好的"或会引起羞耻感、内疚感的食物的摄入量。

限制

因为吃不到被限制的食物而痴迷。

痴迷

为无法控制自己而感到羞耻，并限制食物摄入量，循环继续进行。

羞耻

内疚

大吃大喝

因做错事而产生内疚感。

开始大吃那些自己痴迷的食物。

4	5	6
诱因	消极想法	善待

识别诱因

看看以下常见的暴饮暴食诱因中有没有你符合的。思考一下这些状态可能对你产生的影响：

愤怒｜焦虑｜担忧｜恐惧｜抑郁｜消极｜无聊｜愧疚｜羞耻

挑战消极的想法

给你脑子里那些批评的声音取个名字吧。你可能会惊讶地发现你正在欺负自己，这说明你需要自我安慰。

善待自己

记住，身体需要食物作为燃料。身体如果得到了所需的营养，就不太可能有健康方面的困扰。你值得享用食物。

我是否患有进食障碍？

人们对进食障碍往往有很深的误解，根据DSM-5[1]的诊断标准，进食障碍是一种复杂的精神疾病。无论是什么性别、年龄、种族、体形，任何人都可能患上这种疾病。

———————

与食物保持健康的关系能够使你以更灵活自主的方式吃各种食物。这种关系看起来因人而异，但其终极意义就是不让食物干扰生活。你不必遵守某些饮食规则，比如只有当天运动了才能吃碳水化合物。

何为进食障碍？

进食障碍患者将无规律饮食作为应对困难或痛苦的一种方式。其行为包括限制食物摄入量、一次性吃大量食物、用不健康的手段（例如呕吐、滥用泻药、过度运动等）排出或消耗吃下的食物，或以上这些情况皆有。

进食障碍的病因不止一个，患者可能不会出现一类进食障碍的所有症状。最常见的进食障碍可能是神经性厌食[2]，但不一定是体重过轻的人才会得厌食症。你可能在一段时间内出现了一类进食障碍的症状，然后过段时间症状就变成了另一类的，例如，厌食症的症状可能会发展成贪食症的症状。许多人被诊断为"其他特定喂食或进食障碍"（OSFED），这意味着他们的症状达不到暴食症、厌食症或贪食症的诊断标准，但这并不意味着他们的病情就不严重。

识别症状

进食障碍的症状因人而异，这使得此病难以被发现。以下是一些需要注意的迹象：

行为迹象

· 花很多时间担心自己的体重和体形
· 不参加有吃饭环节的社交活动
· 吃得非常少
· 饭后会催吐或服用泻药
· 运动过度
· 有非常严格的饮食习惯或规律
· 情绪变化，如变得孤僻、焦虑或抑郁

身体症状

· 感觉寒冷、疲倦或头晕
· 手脚疼痛、刺痛或麻木（血液循环不良）
· 心跳加速、昏厥或感觉晕眩
· 消化系统问题，如腹胀、便秘或腹泻
· 体重相对年龄和身高来说过高或过低
· 月经不至或其他青春期延迟迹象

———————

1.《精神障碍诊断与统计手册（第五版）》。
2.强加给自己一个低体重阈值，故意造成并刻意维持体重下降的一种心理障碍。

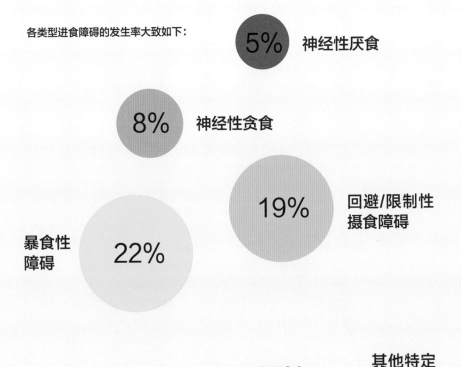

各类型进食障碍的发生率大致如下：

5% 神经性厌食

8% 神经性贪食

19% 回避/限制性摄食障碍

暴食性障碍 22%

47% 其他特定喂食或进食障碍

约有 **2%** 的英国人口患有进食障碍

其中约有 **1/4** 是男性

约有 **9%** 的美国人患有进食障碍，并伴随终身

其中约有 **1/3** 是男性

不到 **6%** 被诊断为进食障碍的人体重过轻

我可以得到什么帮助？

如果你怀疑自己患有进食障碍，应直接去看医生，越早治疗越好。尽量多和医生交谈一会儿，并尽可能多向医生提供信息，可以提前写下症状和你担心的问题。他们可以评估你的需求并制订治疗方案。

有时人们觉得自己的进食障碍没那么严重，不想浪费别人的时间，或者会为此感到内疚、羞愧或尴尬。请不要畏惧，不要放弃，你应该得到治疗。研究认为，进食障碍在任何时候都有可能康复。

索引

致谢

作者致谢

虽然只言片语无法回报这么多人对我的信任，但我仍然希望借此向他们表达我的感激之情。

感谢DK出版社的所有人，谢谢你们邀请我参与这个鼓舞人心的项目。很荣幸能与如此敬业的出版人合作，他们与我一样，对有证可循的科学建议充满热情。与阿拉斯泰尔（Alastair）、凯蒂（Katie）和道恩（Dawn）共事真的非常开心。编辑安德里亚（Andrea）、萨里玛（Salima）、霍莉（Holly）和梅根（Megan）为完善我的作品付出了大量心血，在此深表感谢。还有一点不得不说，这本书的设计成就了它出色的品质，这一点要特别感谢艾莉森（Alison）的创新。

我的专业启蒙老师培养了我对科学的敬畏和热情，没有他们，我不会成为如今的我，也不会做我现在所做的事。特别感谢休·里夫斯（Sue Reeves）博士、柯丝蒂·科顿（Kirsty Cotton），感谢罗汉普顿大学，两位老师和我的学校对我开启营养学事业起到了至关重要的作用。

感谢所有在百忙之中抽出时间阅读和严格审查本书每一页的人。感谢我的导师珍妮弗·洛（Jennifer Low）、我了不起的肠道健康营养师凯特琳·科卢奇（Kaitlin Colucci）、我的运动营养师费伊·汤森（Faye Townsend）、直觉饮食营养师索菲·伯特兰（Sophie Bertrand），以及提供医学评论的P.博士，你们是我亲密的朋友，获得你们的肯定对我意义非凡。

感谢我杰出的团队成员：贝亚（Bea）、珍（Jen）、凯特琳（Kaitlin）、费伊（Faye）、索菲（Sophie）、萨拉（Sarah）、卡夫（Caff）、哈拉（Hala）、凯蒂（Katie）和维多利亚（Victoria）。我们一起做了很多好事，而一想到你们会在这里取得的成就，我就感到更加自豪。

我也要感谢我的丈夫和儿子，你们给我带来了无尽的快乐和爱。在最艰难的新型冠状病毒肺炎大流行时期，你们一直陪伴着我。在封控的情况下兼顾母亲的职责和工作的责任似乎是不可能的，但你们让我相信，我可以实现自己的任何想法，是你们让我成为更好的人。

最后，我要郑重感谢你们所有人。无论是关注我的社交账号，购买我的书，还是来我的诊所咨询，你们都表达了对科学的重视。在新型冠状病毒肺炎大流行后的混乱时期，这一点尤为重要。这也是我在写完这本书时，对我们的健康状况比我开始写书时更加乐观的原因。因为我知道这本书不仅会帮助很多人，还会让更多的人了解营养这门科学，让他们相信自己可以为自己的健康和地球的健康做出改变。

DK出版社致谢

感谢梅甘·利（Megan Lea）在编辑工作上的协助，感谢曼迪·欧瑞（Mandy Earey）在设计上的协助，感谢玛丽·洛里默（Marie Lorimer）制作索引，感谢潘卡吉·夏尔马（Pankaj Sharma）和维克拉姆·辛格（Vikram Singh）做的复印工作，感谢海利·多德（Hayley Dodd）在食品造型方面做的工作，感谢史蒂夫·克罗泽（Steve Crozier）的修图。

参考书目

获取佐证本书信息的原始资料、研究和调查的完整名录，请访问www.dk.com/science-of-nutrition-biblio。

关于作者

里安农·兰伯特（Rhiannon Lambert），英国领先的营养学家之一，畅销书作家，人气播客主持人。

2016年，她创立了哈雷街著名的Rhitrition诊所，专攻体重管理、运动营养、产前和产后营养以及进食障碍调节。由注册营养师和特许心理学家组成的高素质专业团队为每位到访者提供服务，帮助他们改变生活。

作为一个循证溯源的从业者，里安农致力于发扬科学获取营养的益处。

她曾担任英国知名外卖平台和一些食品、餐饮品牌的顾问，包括户户送（Deliveroo）、我家妈妈（Wagamama）、艾普洛（Alpro）、亿欧谷（Yeo Valley）和小皮（Little Freddie），不断帮品牌完善菜单、产品线、烹饪方法等。里安农还为六善酒店、四季酒店及度假村、亚马逊、微软、三星和科蒂等企业提供营养和健康方面的咨询。

2017年，里安农出版了她的第一本，也是最畅销的一本书——《重焕新生：简单吃好》（*Re-Nourish: A Simple Way To Eat Well*）。她在书中分享了她的饮食哲学，为建立快乐、健康的饮食关系奠定基础。随后她又出版了与斯诺克世界冠军罗尼·奥沙利文（Ronnie O'Sullivan）联合创作的《巅峰之作：为身心饮食》（*Top Of Your Game: Eating For Mind & Body*）。

里安农主持了一个名为"食有所思（Food for Thought）"的播客，为听众提供实用且有据可循的健康建议，帮他们实现更健康的生活方式。自2018年以来，此播客下载量已超过500万次，成为英国最受欢迎健康播客的一员。

里安农在营养协会注册，获得了营养与健康一等学位，肥胖、风险和预防硕士学位，以及运动营养文凭和产前和产后营养文凭。她是英国心理学会认可的进食障碍方向从业者，也是三级私人教练。